これだけ体操で
寝たきりと認知症を防ぐ！

整形外科専門医が教える

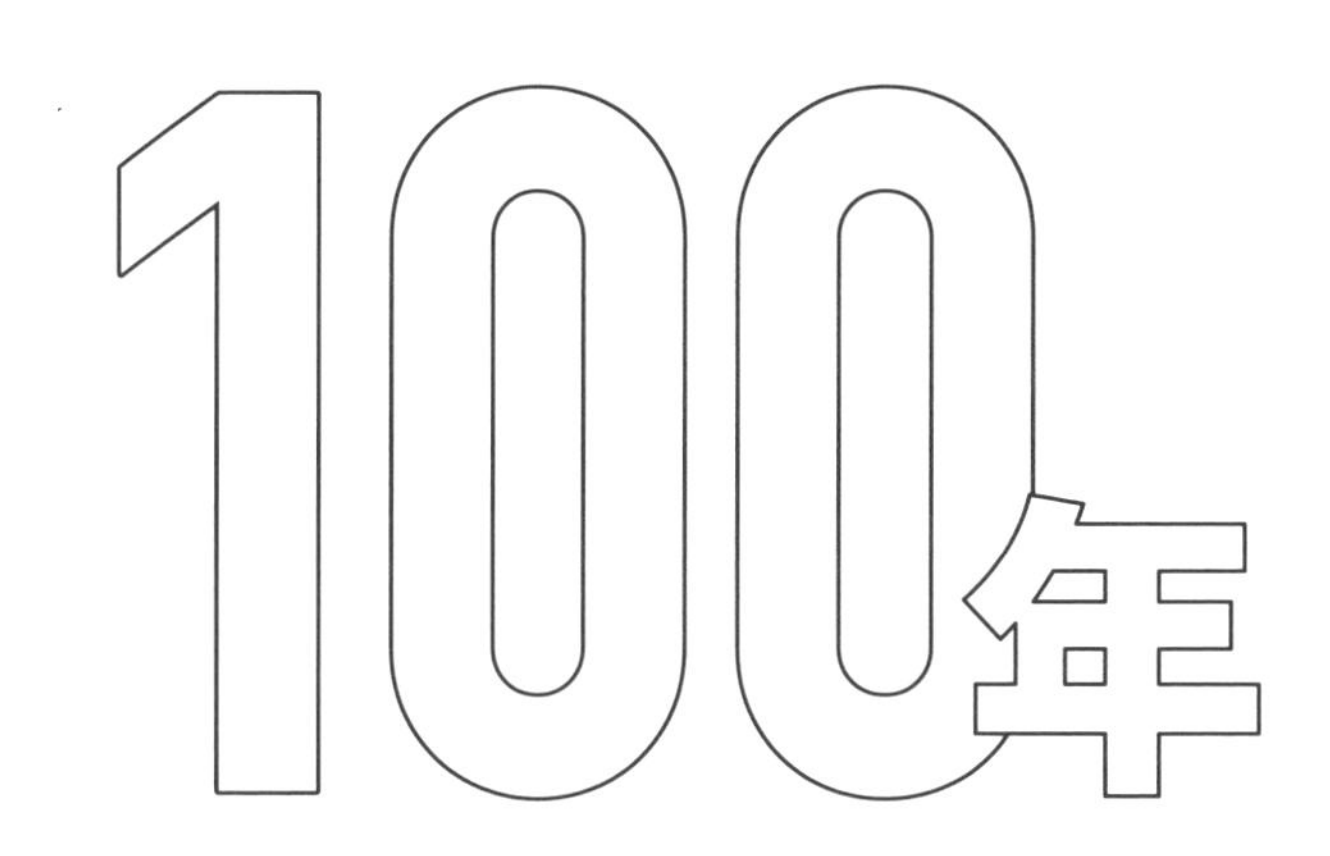

歩けるカラダの作り方

陣 彦善
有栖川整形外科院長

世界文化社

はじめに

こんにちは。東京都内で整形外科クリニックを開業している陣彦善と申します。

私のクリニックには、首、腰、ひざ、関節など、全身のさまざまな痛みや不調を訴える患者さんが、日々来院されます。痛みの原因はさまざまですが、多くの患者さんに共通していえるのは、**ふだんとくに意識せず行っている間違った姿勢や日常動作が原因で、知らず知らずのうちにカラダに負荷をかけてしまっているということです。**

はじめは小さな負荷だとしても、日々の積み重ねで雪だるま式に大きくなり、やがて大きくなった負荷は堪(た)えきれないほど強い痛みへとつながっていきます。

さらに放置していると、痛みは慢性化して家にこもりがちになり、筋力は衰え、だんだんと寝たきりへとつながっていきます。

歳をとってカラダが痛くなる人が多いのは、関節の老化が大きな要因のひとつですが、正しくカラダが使えてさえいれば、ここまでひどくならなかっただろうと思うこともしばしばあります。また、**痛みが生じる前から、正しいトレーニングで筋力の低下を防ぎ、カラダのメンテナンスができていれば、痛みを予防することも不可能では**

ありません。にもかかわらず、残念ながら元気なうちから正しいカラダの使い方を学んで実践し、トレーニングをしている人はひじょうに少ないのが実情です。

そもそも、世界一の長寿国として知られる日本ですが、実際の寿命と自立して健康で過ごせる期間である「健康寿命」には大きな差があります。厚生労働省の調べによると、令和元年の平均寿命は男性81・41歳、女性87・45歳、健康寿命は男性72・68歳、女性75・38歳と、男性で8・73年、女性においては12・07年もの差があります。これはつまり、多くの高齢者が、人生の最後の10年前後を寝たきりなどの理由で、自分のカラダを自由に扱えない期間を過ごしているということにほかなりません。将来の寝たきりを招く原因としては、関節疾患が19・3％で最も多く、次いで高齢による衰弱（虚弱）が17・4％、骨折・転倒が16・1％と続きます。

つまり、**半分以上が加齢による足腰の虚弱や、ひざや腰など関節や骨の弱さが原因なのです。**これらは、日々正しい姿勢やカラダの使い方を意識し、適切なトレーニングをして備えていれば、十分防ぐことができます。

心がけ次第で健康寿命は大きくのばすことができるのです。

「健康寿命をのばして、一人でも多くの人に人生100年時代を謳歌してほしい」、そんな思いで日々臨床の現場に立ち、多くの患者さんと接しながら運動療法をベースとした治療に取り組んでいます。そうした中、気づいたのは、**何歳になっても歩ける丈夫なカラダを作るためには、「姿勢」「バランス力」「筋力」の3つの機能の向上をはかることが重要だということでした。**日常の悪い姿勢のクセや加齢による筋力不足などによって姿勢が崩れると、カラダの軸が不安定となり、バランス力も低下してしまいます。バランス力が悪ければ、ふらついて転倒や骨折のリスクは上がるでしょう。また、筋力が衰えれば姿勢が崩れ、うまく手脚を動かすことはできなくなり、若いころのようにさっそうと歩くことはできなくなります。このように、これら3つの機能はそれぞれが連動し合いながら、「歩く」という複雑な動きを行っています。

そのため、寝たきりを防いで一生歩けるカラダを目指すには、これら3つの機能をすべて高める必要があります。しかし、メディアで取り上げられている健康法の多くは、「筋力」にのみフォーカスしており、「姿勢」「バランス力」「筋力」の3つの機能の向上を同時にはかるトレーニング法はあまり紹介されていません。そこで本書では、**歩くために必要な3つの機能を同時に向上できる、超簡単な「これだけ体操」**を提案

しています。いずれもとてもシンプルな動きですが、**実際の医療現場で指導をしながら成果を上げてきた運動療法をベースとしており、しっかりとしたエビデンスのある体操で構成されているので、取り組めばその効果を実感できるはずです。**

50代にもなると、腰やひざなどカラダのどこかしらに不調が現れはじめ、年齢とともにだんだんと歩くのがつらくなっていきます。しかし、「もう歳だから、多少痛くてもしかたがない」とカラダの不調から目を背け、健康でいることを諦めてしまう人も多いものです。しかし、諦めたその瞬間からカラダは衰えはじめ、将来の寝たきりへの道に突き進んでしまいかねないのです。

運動は、何歳からはじめても遅すぎるということは決してありません。人生で一番若いのは今この瞬間。一生自分の足で自由に歩き、寝たきりと無縁の老後を手に入れるために、本書をお役立ていただけたら幸いです。

有栖川整形外科院長

陣 彦善

よい姿勢をとると、筋肉が目覚める！運動効果がアップ

正面

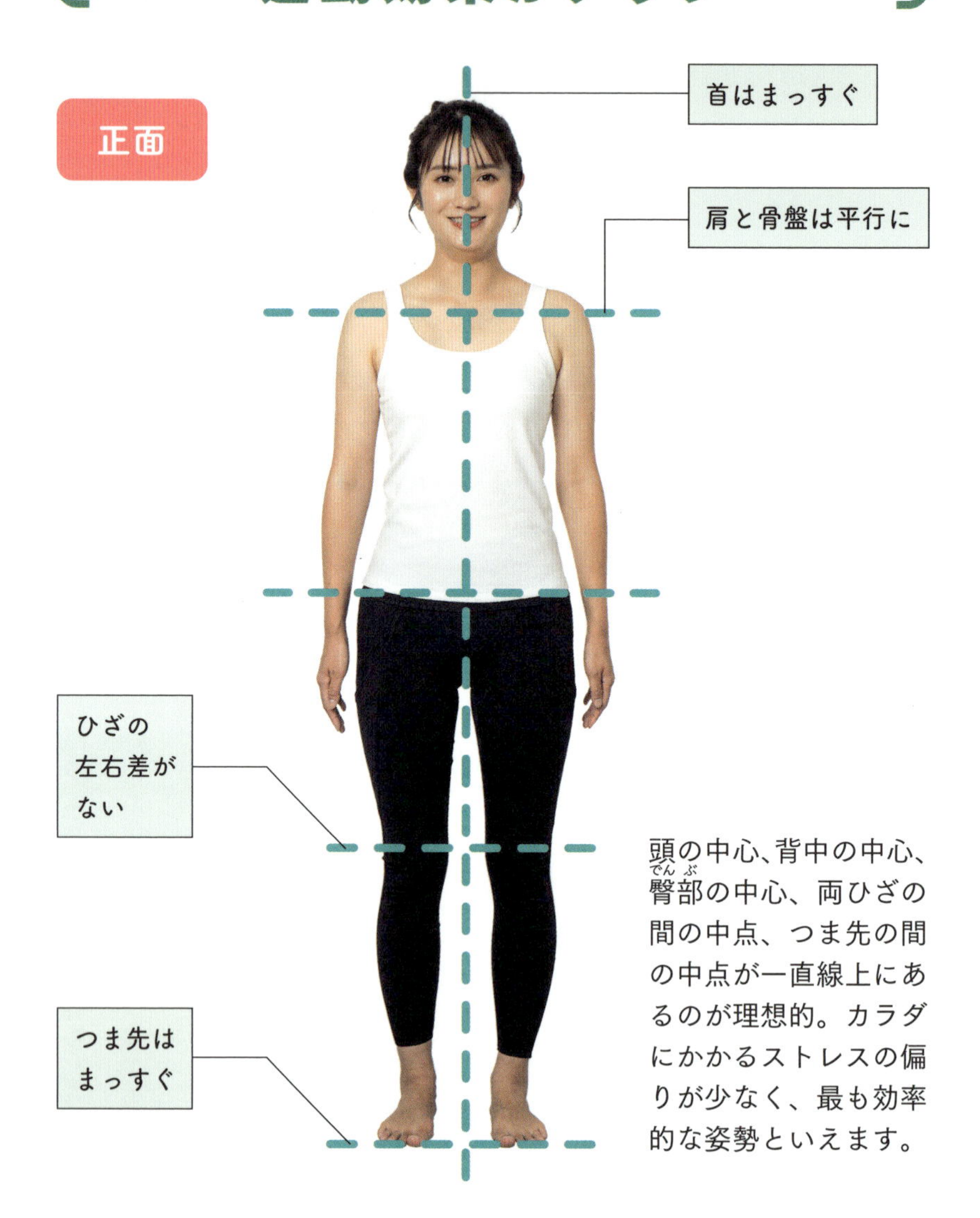

頭の中心、背中の中心、臀部（でんぶ）の中心、両ひざの間の中点、つま先の間の中点が一直線上にあるのが理想的。カラダにかかるストレスの偏りが少なく、最も効率的な姿勢といえます。

まずは、あらゆる痛みや不調の原因となる姿勢をチェック！　よい姿勢を心がけると、筋肉に適切な力が加わって刺激され、運動効率もアップします。

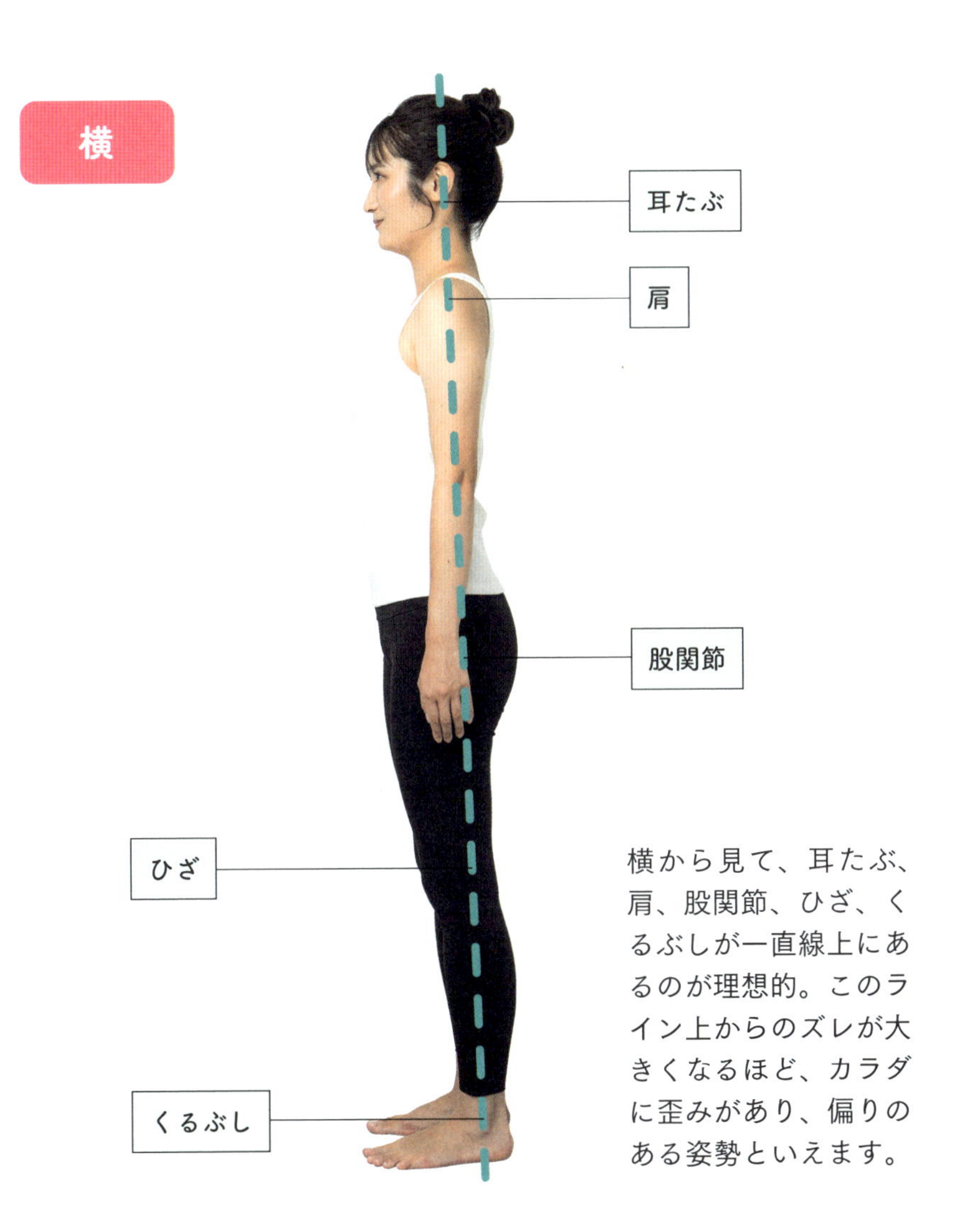

横から見て、耳たぶ、肩、股関節、ひざ、くるぶしが一直線上にあるのが理想的。このライン上からのズレが大きくなるほど、カラダに歪みがあり、偏りのある姿勢といえます。

長年の悪い姿勢がカラダの痛みや不調を招く

よく見かける３つの悪い姿勢をタイプ別に紹介します。次の３つに当てはまる場合は、筋力やバランス力が衰えている可能性が大！　ふだんからよい姿勢を意識しましょう。

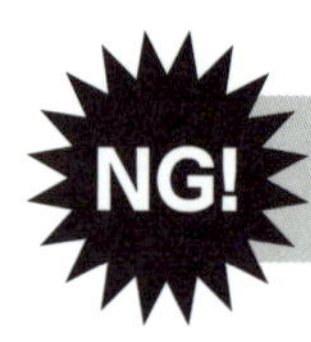

健康寿命が縮む！　悪い姿勢・３つのタイプ

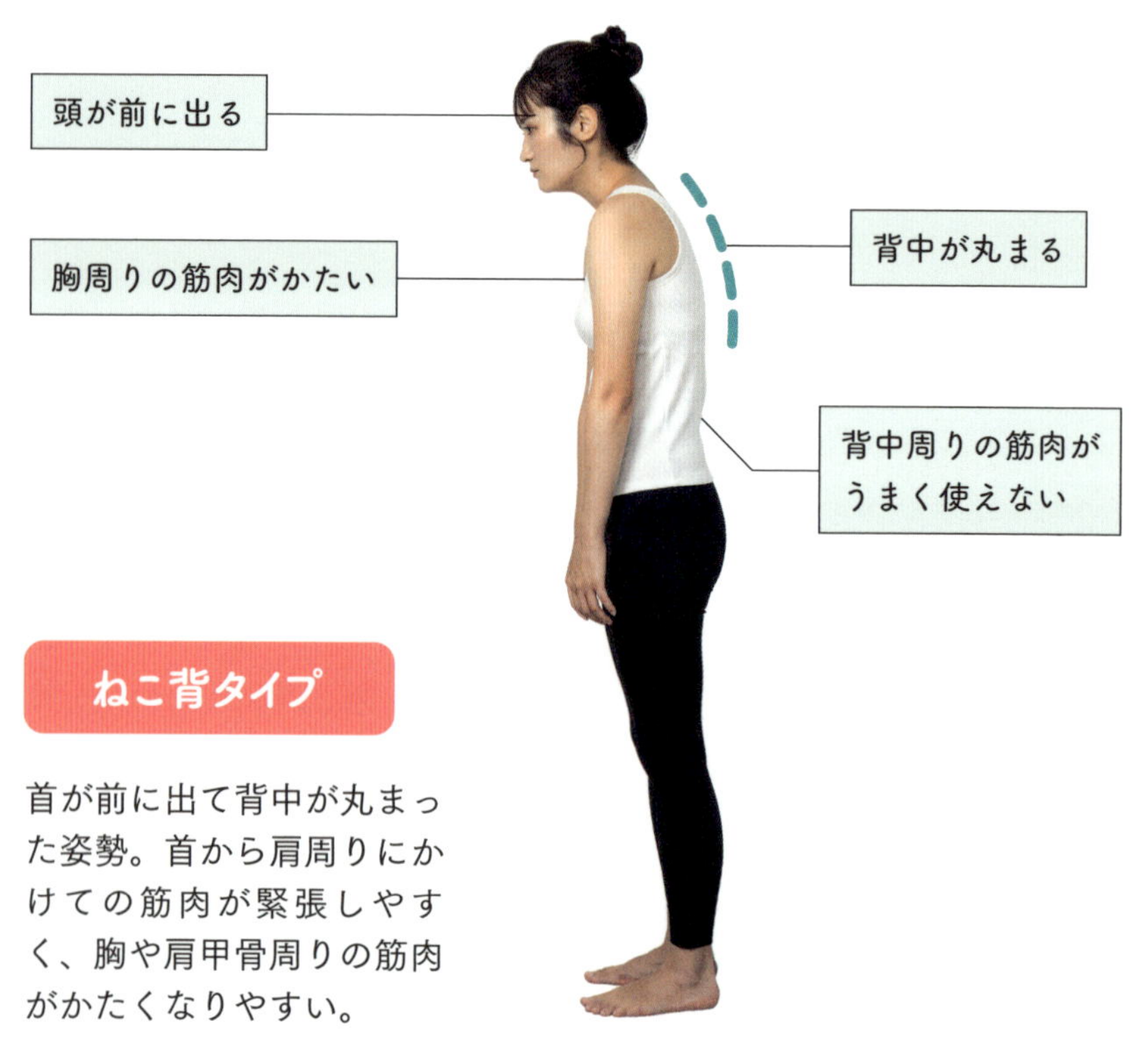

ねこ背タイプ

首が前に出て背中が丸まった姿勢。首から肩周りにかけての筋肉が緊張しやすく、胸や肩甲骨周りの筋肉がかたくなりやすい。

反り腰タイプ

腰が反り、骨盤が前に傾いた姿勢。前ももや腰の筋肉が張りやすく、体幹やお尻の筋肉がうまく使えないため衰えやすい。

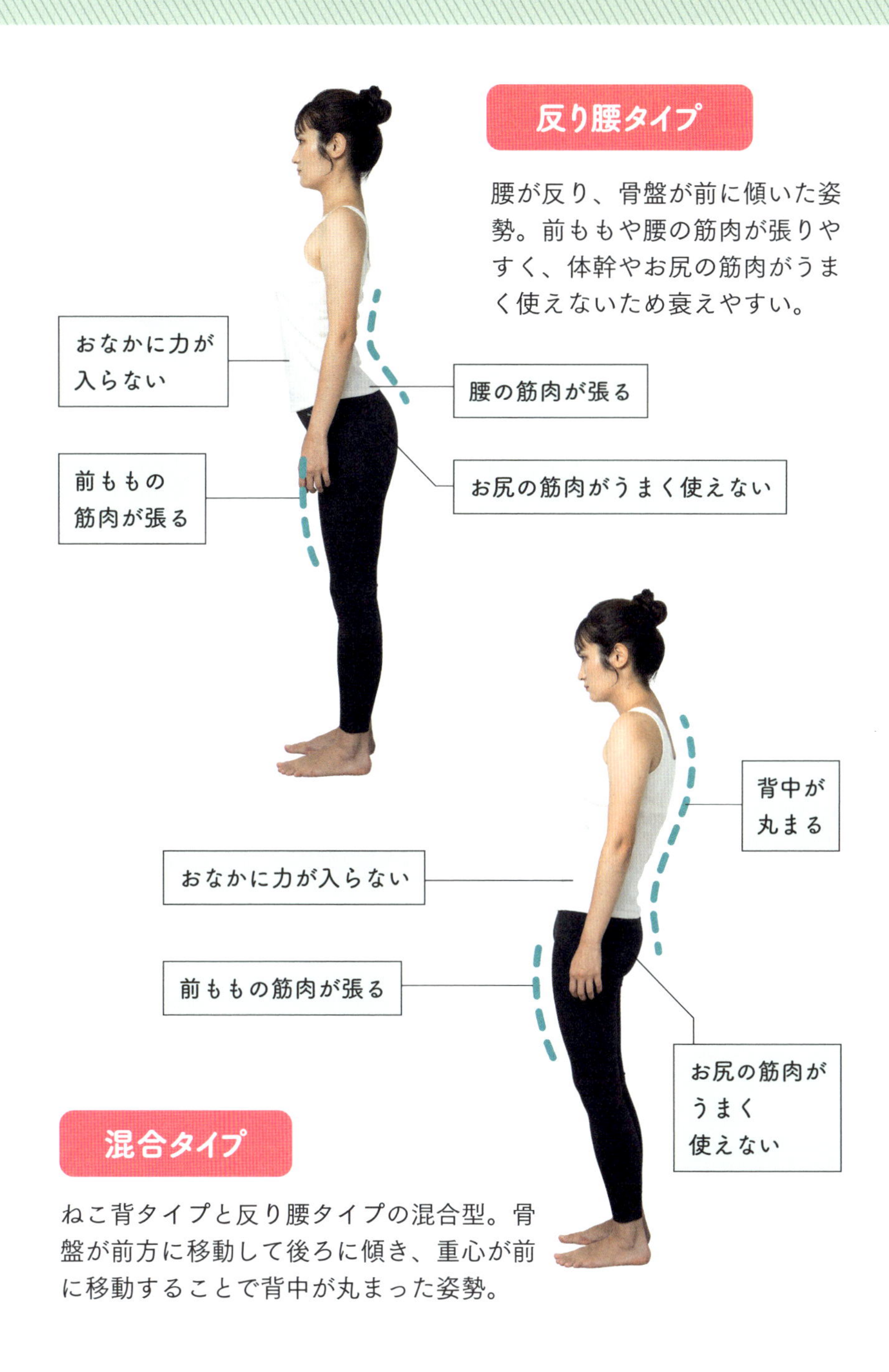

混合タイプ

ねこ背タイプと反り腰タイプの混合型。骨盤が前方に移動して後ろに傾き、重心が前に移動することで背中が丸まった姿勢。

「姿勢」「バランス力」「筋力」を改善すると、健康寿命がのびる！

本書で鍛えられるおもな筋肉 （イメージ図）

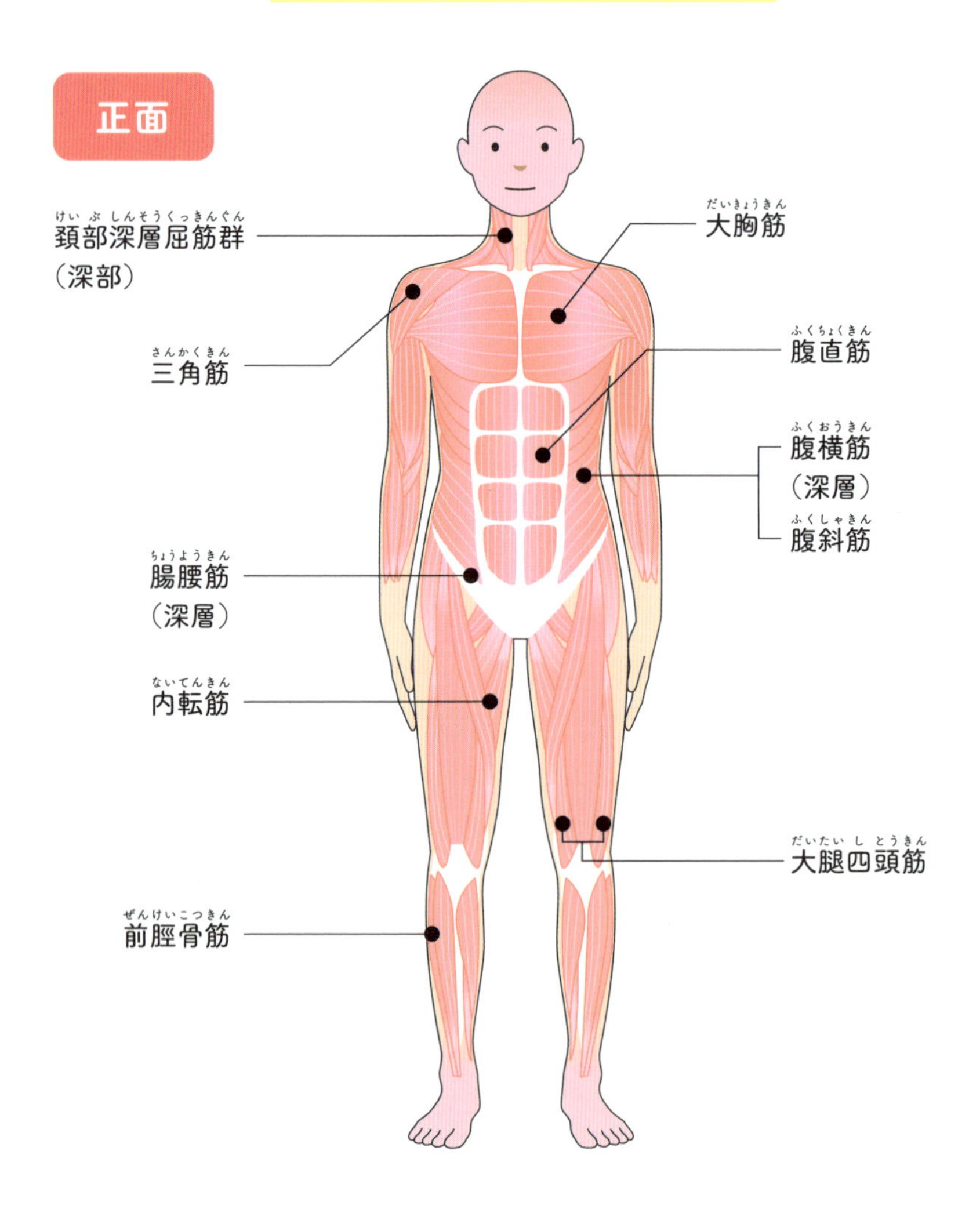

「これだけ体操」（→ P.49 ～）で鍛えられるおもな筋肉。「ココが伸びている！」「ココに効いている！」と意識しながら集中して行うと、さらに効果的です。

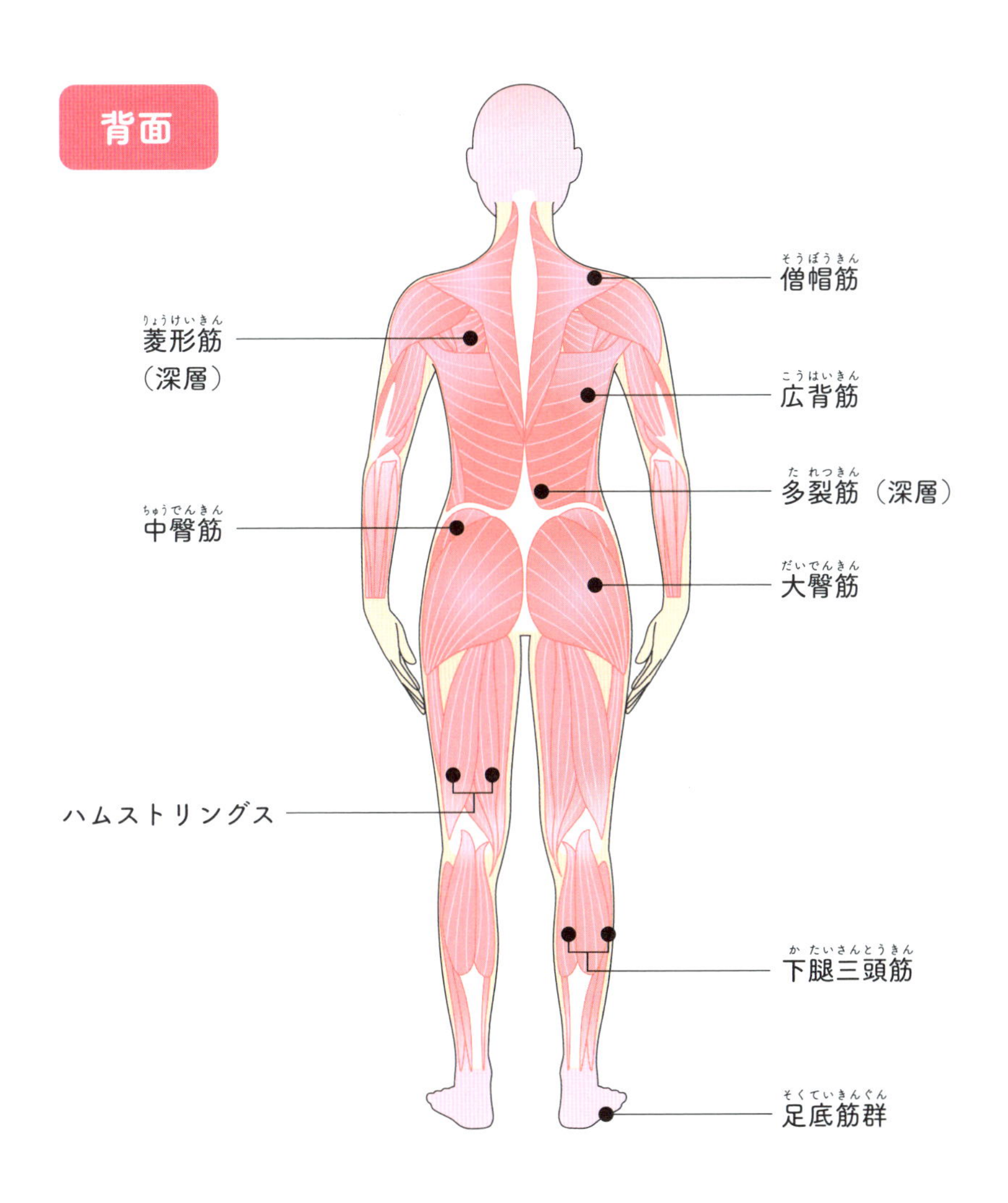

もくじ

第1章 100年歩けるカラダはこうして作る

もくじ

第2章 100年歩ける！最強の「これだけ体操」

もくじ

第3章 痛みが消えてもっと歩ける！100年ウォーキング

第4章 100年歩けるカラダを作る食事と生活

第1章

100年歩ける カラダは こうして作る

老化のプロセスと予防法、衰えゆくカラダとの上手な付き合い方を、整形外科専門医が解説。寝たきりに対する不安や悩みを一掃！

目に見えない老化は30代からはじまっている！

人間のカラダの老化は、一体いつからはじまるのでしょうか？　多くの人は、「ひざや腰が痛い」「疲れやすくなった」「白髪やシワがふえてきた」など、痛みや体力、外見の衰えや、目に見える変化を感じたときに、はじめて老化を意識するのではないかと思います。しかし、実際はこうした変化が起こるよりずっと前から、すでに老化ははじまっているのです。

一般的に老化とは、生まれてから成長を続けてきたカラダが、あるとき成熟期を迎え、その後徐々に運動機能や生理機能などが低下していくことをいいます。成長のピークは、筋肉、骨、ホルモンなど、それぞれの器官によって異なりますが、たとえば**カラダを動かすのに欠かすことができない筋肉は、一般的に25歳前後でピークを迎え、その後、加齢により減少します**。中でも、下肢（太ももからつま先まで）の筋肉量は、上肢（肩から指先まで）やカラダの中心である体幹の筋肉量よりも早く減少していきます。とくに、太ももに位置する大腿四頭筋の筋肉量は、60歳では25歳の約60％にまで低下します。また、**骨の健康を示す指標となる骨量のピークは、女性で18歳、男性で18～20歳ほどで、その後40代半ばまではほぼ横ばいで推移し、50歳前後からへりはじめます。とくに女性は、50歳前後の閉経を機に急減することがわかっています。**

閉経後は女性ホルモンの分泌がほとんどなくなりますが、女性ホルモンの一種であるエストロゲンには、骨が新陳代謝を行う際、骨からカルシウムが溶け出すのを抑制する働きがあります。そのため、閉経を機にエストロゲンが分泌されにくくなることで、骨量も急激に減少してしまうのです。

現代の50代といえば、まだまだ働き盛りであり、自分がそこまで衰えていると実感している人はそう多くはないはずです。しかし、カラダの中では着実に老化は進行しているのです。**「自分はまだ大丈夫」と過信して何の対策も講じていないと、気づいたときには取り返しがつかないほど老化が進んでしまっているかもしれません。**平均寿命と健康寿命の差を少しでも縮め、老後の人生を豊かにするためにも、健康なうちから自分のカラダと向き合い、対策を講じることがとても重要です。

痛みはカラダが発するアラート！ 見逃さず、放置しない

カラダの不調の中でも、とくにやっかいな症状のひとつが痛みです。痛みはおもに、①傷ややけどといったケガが生じたときに発生する痛み（侵害受容性疼痛）、②何らかの原因によって神経の伝達が阻害されて引き起こされる痛み（神経障害性疼痛）、③ストレスなどによる心因性の痛み（心因性疼痛）の3つがあります。加齢が原因で生じる関節痛や腰痛などの高齢者の痛みの多くは、②の神経障害性疼痛に該当します。侵害受容性疼痛は、ケガをした瞬間から強い痛みを感じますが、神経障害性疼痛の場合は数年かけて徐々に進行するため、初期のころは痛みも強くなく、「病院に行くのがおっくうだ」「まだ大丈夫だろう」といって、ついつい放置をしてしまいがちです。

しかし、**痛みはカラダの不調や危険を知らせるアラート。たとえ痛みが強くなくとも、カラダの中では必ず何かしらの異変が起きています。**

たとえば高齢者に多い「変形性膝関節症（へんけいせいしつかんせつしょう）」は、ひざの関節にある軟骨が少しずつすりへり、関節が変形していくことで、炎症が生じて痛みを引き起こす病気です。軟骨は骨と骨の間でクッションのように衝撃を吸収する役割があるため、すりへるとひざの骨と骨が直接ぶつかり、強い痛みを生じるようになります。

おもな原因は加齢による軟骨の質や量の低下や、体重の増加、ひざ関節の使いすぎによって軟骨がすりへることですが、5〜10年という長い年月をかけて徐々に症状が進むため、病気の進行に気づきにくいという特徴があります。はじめのうちは、なんとなくひざに違和感を覚える程度ですが、進行すると痛みや腫（は）れ、変形などが生じ、ついには歩くこともままならなくなってしまいます。

また、一度すりへった軟骨を元に戻すことは難しく、現代の医療技術では、残念ながら完治は困難です。しかし、**早期に発見・治療することができれば、症状の進行を大幅に遅らせ、日常生活に支障が出ないよう痛みを緩和させることも十分に可能です。**

このように、早期に発見・治療さえできれば、症状が改善、緩和する病気はたくさんあります。「この程度なら大丈夫」と自己判断をせず、自分のカラダの声に耳を傾けることが、１００年歩けるカラダを作るための第一歩といえるでしょう。

痛みは、人生後半の楽しみを容赦なく奪う

高齢者に多い痛みの多くは、首や肩、腰、関節などの不調によるものです。これらの痛みは、ある程度の年齢になるとよくある症状であるため、深刻に捉えず放置してしまうケースが多いのですが、前述のとおり、**痛みを放置していると、徐々に症状は進行し、取り返しのつかない状態に至ってしまうケースも少なくありません。**

肩や腰など、カラダの部位のどこかひとつでも痛みがあると、私たちはカラダを動かす際、無意識のうちに痛むところをかばおうとします。すると、カラダのバランスが崩れて別の部位に大きな負荷がかかり、さらにそこも痛んで……という負の連鎖に陥ってしまいます。そして、どんどん痛む場所がふえていき、痛みの度合いが強くなると、カラダを動かすこと自体がおっくうとなり、家にこもりがちになります。そうなると当然運動量がへって筋力も低下し、さらにカラダを動かすことができなくなっ

ていきます。そうして運動器の障害で移動機能が衰えた状態が、社会問題にもなっている「ロコモティブシンドローム」です。これは、**運動機能が衰えて立ったり歩いたりすることが困難となり、自立して生活することが困難となる「要支援・要介護」の原因の第1位で、平均寿命と健康寿命の差を広げる大きな要因になっています。**

このように、痛みを放置すると将来寝たきりとなるリスクが上がるのはもちろんのこと、**痛みがあること自体が、人生の楽しみを大きく損なうという側面もあります。**私のクリニックに来る患者さんの中にも、「カラダが痛くて外出をしても楽しくないし、気力も湧かない」とおっしゃる人は少なくありません。痛みが気になると、何をしても楽しいと感じることができず、気持ちもネガティブになり、心が痛みに支配されてしまいます。**痛みはカラダを蝕む(むしば)のはもちろんのこと、知らず知らずのうちに心まで蝕まれてしまうといえるでしょう。**

そのような状態では、トレーニングやウォーキングなどをしても正しく効果が得られるはずがありません。すでにカラダのどこかに痛みを抱えているという人は、自己流のトレーニングやウォーキングをする前に、まずは専門医を受診して痛みを取り除くことからはじめましょう。

痛みが1週間以上続いたら、要注意！

いつまでも健康で100年歩けるカラダを目指すには、痛みを放置せず病気の早期発見・治療をすることが不可欠だとお伝えしました。しかし、そうはいっても軽い痛みのうちは病院を受診することに抵抗がある人も多いでしょう。また、痛みによっては、受診の必要がないケースもあります。たとえば、久しぶりに激しい運動をしたあとや、慣れない動きをしたあとなどに生じる筋肉痛について、数日で痛みが治まるようであれば病院を受診する必要はありません。カラダに痛みや違和感を覚えて病院を受診するか悩んだ際は、次の症状に該当するかどうかを目安にしてください。

①1週間以上痛みが続く。
②痛みや腫れがだんだん強くなってきた。症状が悪化する。

③カラダを動かしていない安静時でも痛みがある。

このような場合は、筋肉の炎症などによる一時的な痛みではない可能性が高いため、現状を把握する意味でも一度病院を受診することをおすすめします。

また、痛みの症状で病院を受診する際は、整形外科専門医にきちんと診てもらうことも大切です。かかりつけの内科でほかの症状とまとめて診察を受けたり、病院ではなく整骨院などで治療を受けたりして、症状が改善しない、むしろ悪化してしまったという声もよく耳にします。「医者に任せておけば大丈夫」と、すべてを医師にゆだねてしまう人も少なくありませんが、医師もそれぞれ専門性が異なります。また、整骨院で治療に携わる柔道整復師は、捻挫（ねんざ）や打撲（だぼく）に冷罨法（れいあんぽう）（寒冷刺激を与えて体温を下げ、鎮痛効果などを得る治療法）や温罨法（おんあんぽう）（温熱刺激を与えて体温を上げ、疼痛緩和などをはかる治療法）、マッサージや物理療法等の施術などの医業類似行為をすることが認められた国家資格ですが、変形性膝関節症や五十肩のような慢性疾患を取り扱うことはできません。よって、**まずは整形外科を受診して自身の痛みの原因が何なのか正しい診断を受け、適切な治療を受けることが大切です。**

将来の「寝たきり」を防ぐために今すぐできること

私たちはふだん無意識に歩いていますが、歩くという動作は実はとても複雑で、多くの筋肉や関節が連動して成り立っています。その際、**最も重要となるのが、「姿勢」「バランス力」「筋力」の3つです。**日常の悪いクセや老化による筋力の低下などによって「姿勢」が崩れると、カラダの軸が安定せずにバランスを崩しやすくなるほか、カラダのどこか一部に負荷がかかって痛みを引き起こす原因となってしまいます。また、歩行時に前後左右の均衡を保つ機能である「バランス力」が低下すると、少しの段差でつまずきやすくなり、転倒のリスクが高まります。さらに、歩くためにはカラダを動かすための筋肉が必要不可欠ですから、「筋力」が低下すれば当然歩くことが難しくなります。また、筋力が低下すると関節に負担がかかり、カラダを支える力も弱くなるので、連動して「姿勢」も悪くなります。

このように、「姿勢」「バランス力」「筋力」の3つは互いに影響し合い、そのうちのどれかひとつでも機能が低下すると、それにともなって残りの2つの機能も低下してしまうので、歩くことがどんどん困難になっていってしまうのです。

将来寝たきりにならないため、フレイル（加齢によって筋力や心身の活力が低下した病態）対策として、厚生労働省では、栄養バランスのとれた食事やウォーキング、ストレッチなどの身体活動を行うことを推奨していますが、私はそれだけでは不十分だと考えています。100歳まで変わらず、元気に歩き続けるカラダを作るためには、「姿勢」「バランス力」「筋力」において、現在の自分のウィークポイントをきちんと知っておくことが大切。そのうえで、足りない部分を底上げして3つの機能すべてにおいて、高い水準を維持しなければならないのです。

次章で紹介する「これだけ体操」は、だれでもできる簡単な体操で、5種類の基本セットから成ります。これら3つの機能をすべて底上げできるメソッドで、1回5分もあればできるので、無理のない範囲で毎日継続してみてください。**続けることでだんだんと姿勢が整い、バランス力が向上し、筋力がついて歩きやすくなる感覚を実感できるはずです。**いつまでもさっそうと歩ける若々しいカラダを目指しましょう。

「ねこ背」「円背」が健康寿命を脅かす

人間の背骨は、頸椎（首）、胸椎（胸部）、腰椎（腰部）の3つに分かれ、頸椎が前方に弯曲、胸椎が後方に弯曲、腰椎が前方に弯曲することで自然なS字カーブを描いています。これは二足歩行をする人間特有のもので、ゴリラのような四足歩行の動物には見られません。二足歩行をするためには5kgほどもある頭部を背骨で支えなくてはならないため、湾曲がバネのような役割を果たしているのです。そしてその周りを、僧帽筋や広背筋といった背中周りの筋肉や、腹横筋や腹斜筋などのおなか周りの筋肉、大臀筋などのお尻の筋肉でしっかりと支えています。

しかし、加齢とともにこうした筋肉の力が低下すると、背骨をうまく支えることができなくなり、姿勢は歪んでいきます。とくに、**背中にある最も大きな筋肉である広背筋は加齢によって衰えやすく、広背筋が衰えると頭の重みで背筋は丸まり、ねこ背**

の傾向が強まります。高齢期におけるねこ背の状態を「円背（えんぱい）」といいますが、「円背」になると骨盤が後ろ向きに倒れて頭は前のめりとなり、視界を維持しようと顔を上に向けるため、あごが前方に突き出ます。このような「円背」に見られる姿勢は、カラダの軸が安定しないので転倒のリスクが高くなります。

また、胸部にある肺などの器官が圧迫されるので酸素がうまく取り込めなくなり、呼吸困難が生じることもあります。さらに、酸素は筋肉を動かすために必要不可欠であるため、酸素が不足することで筋肉の働きも徐々に低下していきます。

そして、前傾姿勢であごが前方に突き出ると、気管が広がって食べものやだ液が食道ではなく気管に入りやすくなり、誤嚥（ごえん）のリスクが高まります。誤嚥は日本人の死因で4番目に多い肺炎を引き起こす原因にもなりますから、誤嚥防止の意味でも正しい姿勢を保つよう努めましょう。

このように、**「円背」はさまざまな疾患を誘発し、健康寿命を縮め、健康を脅かす大きな原因となります。**「たかが姿勢」と思うかもしれませんが、長年の姿勢の悪さが今後の人生を大きく左右するということを覚えておきましょう。

スムーズな歩行には背筋の柔軟性が不可欠

加齢などによって筋力が低下すると、筋線維（筋肉を構成する線維状の細胞）がかたくなり、筋肉の柔軟性が失われていきます。筋肉の柔軟性とは、筋肉と腱（骨に筋肉を付着させる線維状の組織）が伸びる能力のことですが、柔軟性が失われると関節の可動域は狭くなり、カラダを動かしにくくなります。そのため、姿勢が崩れた状態が続いて筋線維がかたくなると、いくら姿勢を正そうとしても、背すじが崩れたまま動かすことができなくなってしまうのです。

また、筋肉の柔軟性が低下することで起こりやすい不調のひとつが、左右の肩が内側に入り込んでしまう巻き肩です。巻き肩は、おもに首から肩にかけての筋線維がかたくなることで引き起こされますが、**巻き肩を放置すると首の骨のカーブが失われ、ストレートネック（スマホ首）になるリスクが高まります。**

巻き肩やストレートネックになると、首から肩にかけての筋肉が縮こまったままかたくなるので、血流が悪化して肩こりや首こりを誘発します。さらにその状態をほうっておくと、こりや痛みが慢性化して頭痛やめまい、しびれなどといったさまざまな不調が出現することもあります。

また、背中の筋肉がかたくなることで肩や肩甲骨の可動域が狭くなると、歩行時に腕を振る動作がスムーズにいかなくなり、歩行時の姿勢が崩れてしまいます。筋肉の柔軟性を高めるには、背骨や肩甲骨周りのストレッチがおすすめです。次章で紹介している「これだけ体操」にある、羽ばたきストレッチ（↓P．58）などが効果的なので、巻き肩やストレートネックの症状がある人はぜひ積極的に取り入れましょう。

そして、姿勢を改善するうえで筋肉と同じくらい重要なのが「意識」です。**日常生活の中で、姿勢を正そうと意識する時間を少しでも長く持ち、正しい姿勢をキープすることで、姿勢を保つために必要な筋肉が自然と鍛えられます。**

筋力をふやすことは一朝一夕ですぐにできるものではありませんが、意識は今この瞬間から変えることができます。第3章（↓P．92）で正しい姿勢を解説していますから、参考にし、ふだんから意識して正しい姿勢を心がけましょう。

転倒予防のカギを握る2つの「バランス力」

厚生労働省の2022年国民生活基礎調査によると、介護が必要となったおもな原因の第3位が「骨折・転倒」です。50歳を過ぎたあたりから骨量が減少してもろくなるため、ちょっと足を滑らせて転倒しただけでも、たやすく骨折してしまうことがよくあります。たとえ軽い骨折だったとしても、高齢になると、若いころとくらべて回復に時間がかかりますから、自由に動けない時間が長くなり、次第に気力・体力ともに落ちていき、そのまま寝たきりとなってしまうケースがひじょうに多いのです。

寝たきりになるのを防ぐためにも、転倒しないカラダ作りを目指しましょう。

転倒は、バランス力の低下で生じやすくなりますが、バランス力は「静的なバランス力」と「動的なバランス力」に分けられます。「静的なバランス力」とは、動いていない静止状態のときに均衡を保ち続ける力のことで、正しい姿勢を保つのに重要な役割を担っています。一方、「動的なバランス力」とは、片脚立ちなどの不安定なときでも安定した状態を保ったり、不安定な状態でふらついたときに、すばやく元に戻ったりする際に発揮される力です。ふらつくことなく安定して歩くためには、どちらか一方だけではなく、両方の力が必要となります。

「静的なバランス力」を向上させるには、強風が吹いてもびくともしない大木のように、カラダの軸をどっしりと安定させることが大切です。そして、**人間のカラダの軸となるのは、頭や首、手脚を除いた胴体です。**

胴体は「体幹」とも呼ばれ、筋肉、骨格、内臓などを含む胴体部分のことを指し、「体幹」についている筋肉を「体幹筋(たいかんきん)」と呼びます。「体幹筋」は、おなか周りの筋肉と、背中周りの筋肉に分かれ、両者が前と後ろから押し合うようにして内臓と背骨を支えることで、正しい姿勢を維持しています。そのため、**「体幹」を安定させて「バランス力」を高めるには、「体幹筋」を鍛えることがポイントです。**

体幹筋が鍛えられると、姿勢が改善されて歩行機能が向上するのはもちろん、悪い姿勢によって乱れていた内臓の位置が正しい位置に収まることから、弱っていた内臓機能が活性化され、消化不良や便秘などの改善も期待できます。

とっさの転倒を防ぐ瞬発力のある筋肉を意識して鍛えよう

片脚立ちのような不安定な状態でもふらつかない「動的バランス力」を鍛えるには、体幹を鍛えてカラダの軸を安定させたうえで、筋力の左右差をできるだけなくし、筋肉のバランスを左右対称に近づけることがポイントです。「筋肉は左右対称ではない」というと驚かれるかもしれませんが、多くの人に「利き手」があるように、もともと左右の筋力には差があります。筋力の左右差は一般的に5～10％といわれますが、高齢になると、その差はさらに開いていきます。

こうした左右差をなくして転倒しないカラダを作るには、スクワットのようなカラダを上下に動かすトレーニングよりも、**カラダを左右交互に動かすようなトレーニングが有効です**。本書で紹介している「これだけ体操」では、できるだけ右脚と左脚を交互に動かすようなトレーニング法を取り入れているので、左右を均等に鍛えることができ、「動的バランス力」を養うのに大いに効果が期待できます。

また、万が一不安定な状態でふらついてしまったとき、すばやく元に戻るための「動的バランス力」は、「速筋（そっきん）」と呼ばれる筋肉を鍛えることで向上します。歩いていて何かにつまずいて転倒しそうになったとき、とっさに脚を一歩前に大きく踏み出し、倒れそうになったカラダを元に戻すことができれば、最悪の事態を防ぐことができるでしょう。このような場面で使われるのが、「速筋」と呼ばれる筋肉です。

筋肉を構成する筋線維には、瞬発的な動きをするときに使われる「速筋」と、持久力を発揮するときに使われる「遅筋（ちきん）」と呼ばれる筋肉があります。日常生活を送るうえで使われる筋肉のほとんどは「遅筋」ですが、転びそうになったとき瞬時にパッと腕や脚を出して転倒を防ぐような場面では「速筋」が使われます。**日常生活で使うことの少ない「速筋」は「遅筋」にくらべて衰えやすいため、意識的に鍛える必要があります。**「速筋」は、ストレッチやラジオ体操のような負荷の低い運動では鍛えることができず、短時間で高負荷をかける筋力トレーニングによって鍛えられます。次章で紹介している「かかと上げ下げ」（↓P.62）は、速筋強化に効果が期待できるので、ぜひ取り入れてください。

体幹が安定しないとスムーズに歩けない

体幹筋を鍛えると、姿勢が安定してバランスが整うとお伝えしましたが、「歩く」という動作をスムーズに行ううえでも、体幹はひじょうに重要な役割を担っています。体幹はカラダにおける中心部分であり、上肢と下肢が連結している部分です。体幹筋が弱く、背骨や内臓が支えられなくなると、重力に負けるような形で姿勢が前傾します。このような状態で歩くと、連動して骨盤は後傾し、股関節に負荷がかかって関節痛を引き起こす原因にもなります。

また、**前傾姿勢になると、歩幅が小さくなって歩行速度も落ちるので、歩行能力自体が徐々に低下していきます。**高齢者の中に、背中が丸まって歩幅が小さく、ゆっくりトボトボと歩いている人が多いのは、こうしたことが原因です。このような歩行障害を予防・改善するためにも、体幹筋を鍛えることが重要なのです。

体幹筋には、インナーマッスルというカラダの深部にある筋肉と、アウターマッスルというカラダの表層部ある筋肉があります。インナーマッスルは、おもに姿勢の維持や関節を安定させるのに必要な筋肉で、アウターマッスルはカラダを動かすのに威力を発揮し、瞬発力にすぐれているという特徴があります。歩行に必要な体幹のおもなインナーマッスルは、腹横筋、腸腰筋、内腹斜筋などが挙げられます。

一方、アウターマッスルには、僧帽筋、腹直筋、外腹斜筋などがあります。**スムーズに歩行するためには、どちらか一方ではなく、体幹にあるインナーマッスルとアウターマッスルの両方を鍛えることが必要です。**

本書で紹介する「これだけ体操」の「前のめり壁プッシュ」（↓P．64）は、軽く壁を押しながら左右交互に脚を上げ下げすることで、おなかの前面にある腹直筋と、太ももを持ち上げるのに必要な腸腰筋を同時に鍛えることができます。また、「片ひじ壁プッシュ」（↓P．66）は、ひじで壁を軽く押しながら壁側の脚を持ち上げる動作で、体幹の側面にある腹斜筋が効率よく鍛えられます。余裕があれば、機能改善セルフケアである「片手片脚上げ」（↓P．73）、「あお向け手脚伸ばし」（↓P．74）、「お尻持ち上げ」（↓P．75）なども体幹筋を鍛えるのに効果的なので、ぜひお試しください。

脚の筋力を強化すると「速く歩ける」カラダが手に入る

いくつになってもさっそうと軽やかに歩き続けるためには、体幹筋とあわせて下半身の筋力を鍛えることがとても重要です。カラダを下から支える脚の筋肉が衰えれば、当然歩くことはままならなくなり、姿勢は崩れ、バランスがとりづらくなって転倒のリスクも上昇します。

下肢の筋肉は、全身の筋肉の中でも、とくに加齢にともなう筋力の低下が顕著に現れる部分として有名です。筋肉量のピークは一般的に25歳前後とされ、特別なトレーニングを行わなければ、加齢にともなって徐々に減少していきますが、太ももの前側にある大腿四頭筋（だいたいしとうきん）は、上肢や体幹筋よりも、早く大きく減少するという研究結果も報告されています。

大腿四頭筋は、人体の中で最も大きな体積を占める筋肉で、カラダ全体の体重を支

えてひざの安定性を高めるほか、ひざをのばしたり歩行時につま先で蹴り出す力を支えたりなど、歩行するうえでたくさんの役割を担っています。また、大きな筋肉である大腿四頭筋を鍛えると、筋肉量がふえることで基礎代謝が向上します。基礎代謝は、心臓を動かしたり体温を保ったりなど、生命維持に必要なエネルギーです。基礎代謝が上がることで、カラダのさまざまな活動が活発になると、血流が促進されてむくみや肩こり、腰痛などの症状が緩和され、免疫力が向上してカゼをひきにくい丈夫なカラダが手に入ります。大腿四頭筋を鍛えることは、歩行機能を高めながら健康なカラダを手に入れるのに、ひじょうに有効といえるでしょう。

また、下肢の筋肉でもうひとつ注目したいのが、腓腹筋（ひふくきん）やヒラメ筋といったふくらはぎの筋肉です。これらの筋肉は歩行速度に大きく関わっており、**ふくらはぎを鍛えることで、歩行スピードが上昇します。**なお、ふくらはぎの筋肉は下半身の血流を心臓に送り返すポンプのような役割を担っており、ふくらはぎの筋力が増強されると、全身の血流が促進され、疲労回復や代謝の促進、脚のむくみの予防・改善などといった健康効果も期待できます。ふくらはぎの筋肉は、かかとを上げ下げすることで鍛えられますから、ふだんの生活の中で手軽に強化することができます。

知らず知らずのうちに骨はもろく弱くなっている

100年歩けるカラダ作りのためには、「姿勢」「バランス力」「筋力」の強化が必要であるとお伝えしてきましたが、もうひとつ忘れてはならないのが、骨の老化を防ぐことです。2024年の8月、72歳の小池百合子東京都知事が、プロ野球の始球式で脚を滑らせて剝離骨折(はくりこっせつ)をしてしまい、全治2カ月となって話題になりました。「脚を滑らせただけで骨折?」と驚いた人も多いのではないでしょうか。しかし、このようにちょっとした負荷によって骨折することは、まったく不思議なことではありません。

骨は、私たちのカラダの中で、古い骨を壊す「骨吸収(こつきゅうしゅう)」と、壊した部分に新しい骨を作る「骨形成(こつけいせい)」を絶えずくり返すことで骨量を維持しています。しかし女性の場合、閉経後に骨吸収を抑える働きがある女性ホルモン(エストロゲン)が減少することで、骨吸収の比率が増加して骨量が一気に低下してしまいます。骨量が低下して骨がもろくなると、転倒したときに骨折するリスクが上がるのはもちろんのこと、くしゃみをしたり足を滑らせたり、重い荷物を持ったりといった、日常生活のごく簡単な出来事で、自分でも気づかないうちに骨折していることも珍しくないのです。

現在、日本の骨粗鬆症（こつそしょうしょう）患者数は男性でおよそ300万人、女性でおよそ980万人と圧倒的に女性に多く、60代女性の約3人に1人が骨粗鬆症であるといわれています。

しかし、**これだけ身近な病気であるにもかかわらず、「骨粗鬆症」予防の対策をしている人は、ほとんどいないのが実情です。**

骨折から寝たきりになるのを防ぐためにも、高血圧や糖尿病などといったほかの生活習慣病予防に気を配るのと同じように、骨の老化予防にも意識を向けましょう。骨を作るのに欠かすことができない栄養素といえばカルシウムが有名ですが、カルシウムをとるだけでは十分とはいえません。カルシウムはカラダへの吸収率が低く、食べ物に含まれるカルシウムの20～30%ほどしかカラダに取り入れることができないため、カルシウムの吸収率を高める働きのあるビタミンDを一緒にとるのが効果的です。ビタミンDは食事のほか、日光を浴びたり適度な運動をしたりすることでも生成されます。自分の取り入れやすい方法で、ビタミンDの摂取を意識してみましょう。

実は予防効果の高い「骨粗鬆症検診」

骨量は、20歳前後でピークを迎えたあと、それ以上ふえることはありません。また、一度減少した骨量を元に戻すのは容易なことではなく、専門医の指導のもと薬物療法や運動指導などを行っても、ふやせるのは現状の10％ほどといわれています。つまり、**私たちは20歳ごろまでに作られた骨量の貯金を切り崩しながら、死ぬまで生きていかなければならないということです。**日頃から貯金を少しでもへらさないよう、生活習慣を見直し、大切に使い続けなければなりません。

骨粗鬆症になると、背骨がつぶれて身長が縮むことがあります。1年で身長が4㎝以上縮んだ場合は、骨粗鬆症の可能性が高いので、病院を受診するひとつの目安としてください。また、骨粗鬆症のリスク要因（カラダのつくり）は遺伝することがあるため、家族に骨折した人や骨粗鬆症を患っている人がいる場合は、注意が必要です。

とはいえ、骨量が低下しても初期のうちは自覚症状がないため、外見からは自分の骨がもろくなっていることに気づくことはできません。そこで大切なのが、各自治体などで実施されている骨粗鬆症検診です。

骨粗鬆症検診は、健康増進法という法律のもと、原則40〜70歳の女性を対象に、5歳刻みで実施されています。測定にはさまざまな方法がありますが、**最も精度が高いのが、2種類の異なるX線を照射し、骨と軟部組織の吸収率の差で骨密度を測るDXA(デキサ)法です。**DXA法は従来のMD法などといった手の骨で測定する方法と違い、骨折しやすい腰や股関節の骨をはじめ、全身の骨を測定することができるというメリットがあります。自治体や病院によっても測定方法は異なるので、どのような方法で検査をするのか、事前に確認しておくとよいでしょう。

骨粗鬆症検診は、自治体の検査なら安価で受けることができますが、受診率の全国平均はわずか4〜5%です。早期発見さえできれば重症化を食い止めることができるにもかかわらず、受診率が一向に増加しないことを、整形外科専門医としてひじょうに残念に感じています。**自分のカラダを支える骨に対しても高い関心を持ち、少しでも多くの人が検診を受ける社会になることを切に願っています。**

「もう歳だから」と諦めた瞬間から認知症リスクが爆上がりする

健康で若いうちから運動習慣を持つことが、100年歩けるカラダを目指すうえでひじょうに重要です。なかでも運動習慣を持つことは、実は認知症の予防に大きく関与しているのです。

厚生労働省の「日本における認知症の高齢者人口の将来推計に関する研究」によると、**認知症の推定患者数は2025年には約675万人にも達するとされ、実に65歳以上の約5人に1人が認知症になると予想されています**。認知症は、長寿国日本における深刻な社会問題のひとつであり、決して他人事ではない身近な病気のひとつといえます。

認知症は長らく、発症してから症状の進行を遅らせることはできても、治すことはできず、予防も難しい病と考えられてきました。しかし近年の研究で、**適度な有酸素**

運動や筋力トレーニングは、認知症の予防に効果的であることがわかっています。国立研究開発法人 国立長寿医療研究センターの「運動による認知症予防へ向けた取り組み」による調査によると、週3回以上の早歩き程度の強度の運動習慣のある高齢者は、認知症になるリスクが低いと報告されています。さらに、70〜80歳の女性の認知機能テストの成績と日頃の運動習慣の関係を調べた研究によると、ふだんよく歩く人はテストの成績がよく、**1週間に90分（1日あたり15分程度）歩く人は、週に40分未満の人より認知機能がよいという研究データも発表されています。**このように、多くの研究結果が、歩行や適度な運動が認知症予防に効果的であることを物語っています。

高齢になると、痛みなどの不調があっても「もう歳だから仕方がない」といって病院を受診しなかったり、健康のためにカラダを動かすのがよいとわかっていても、家に引きこもりがちになったりする人が多くいます。確かに、痛みなどの不調を抱えながら思うように動かないカラダで外出をしたり運動したりすることは、体力的にも精神的にも大変なことです。気力が奪われ、やる気が低下してしまうこともあるでしょう。しかし、運動不足は認知症のリスクを格段に上げてしまいます。**年齢を言い訳にしない心がけこそが、認知症を防ぐのです。**

「高齢者うつ」が将来の寝たきりを招く

私たちのカラダは、全身に血管が張り巡らされ、常に血液が循環することで生命活動を維持しています。これは脳も例外ではなく、脳の中で絶えず血流が循環することで、その機能を維持しています。脳の血流が悪くなると、失語やマヒ、意識障害などといったさまざまな脳機能の障害が現れますが、アルツハイマー型認知症患者の場合、思考や記憶を司る大脳皮質（だいのうひしつ）や記憶を司る海馬（かいば）で血流の低下が見られることがわかっています。そのため、**歩行や適度な運動習慣によって血流がよくなると、脳にも十分な血液が循環するようになり、大脳皮質や海馬の働きが活発になることで認知症の予防に効果があると考えられます。**

認知症の予防のためには、適度な運動のほか、心を健康に保つことも重要です。厚生労働省の調査によると、うつ病を患っている人の数は年々増加傾向にあります。一般的にうつ病というと若年層に多いイメージがありますが、実際はそうではありません。平成30年版厚生労働白書によると、うつ病を含む気分障害の患者数の年齢別の割合は、20代で6・8％、30代で12・9％、40代で21・1％、50代で18・7％、60〜64歳で7・6％、65歳以上で31・7％となっています。

高齢者のうつ病の背景には、大切な人との死別による喪失感や、老後への不安などが挙げられますが、カラダに痛みなどの不調が出るようになると、外出する機会がへって家にこもりがちになることも大きな原因です。家から出なくなることでますます痛みに心が支配され、何をしても楽しめず、次第に何かをしようという気力すら湧かなくなります。このようにして精神が蝕まれていくと、抑うつ気分や食欲の減退、意欲や集中力の低下といったうつ病の症状が現れることがあります。

高齢者の「うつ病」は認知症と合併することも多く、認知症の前段階として生じることもあります。一般的に、認知症になると、認知機能が低下することで運動習慣も極端にへり、身体活動も低下していきます。そうして認知症が進行していくと、寝たきりになってしまうケースも少なくありません。**適度な運動習慣を持つことは、健康な心とカラダを守り、認知症を予防するうえでも重要といえるでしょう。**

たった5つの体操で、100年長持ちするカラダが作れる！

これまでお伝えしてきたように、将来寝たきりになるのは決して他人事ではなく、だれにでも起こり得る身近な出来事です。**寝たきりになってだれかの手を借りなければならない人生を歩まないためにも、少しでも早くから適切なトレーニングを習慣づけるに越したことはないのです。**

一方、すでにカラダに不調があり、歩くことがスムーズにできない人も、「もう歳だから仕方がない」と諦めるのは、もったいない。筋肉は何歳からでも鍛えられますし、適切なトレーニングをすれば必ず現在の状態よりも回復します。

そこで、私は、「これだけ体操」を考案しました。１００年歩くために必要な「姿勢」「バランス力」「筋力」の３つの機能を強化することで無理なく実践できますから、ぜひトライしてみてください。

第2章

100年歩ける！
最強の
「これだけ体操」

一生歩き続けるために必要な「姿勢」「バランス力」「筋力」を一挙改善し、機能回復に役立つ「これだけ体操」を公開。

カラダの衰えレベルをセルフチェック！

トレーニングをはじめる前に、まずは自分のカラダの衰え度をチェックしてみましょう。次ページからの1～5の各項目で当てはまるものにチェックをつけ、1つ1点で計算してください。点数が高ければ高いほど、歩くために必要な機能が衰えているサインです。

4点以上の場合は、気づかないうちに老化がはじまっている可能性が高いので、「これだけ体操」（↓P.54～）で歩行機能を高めましょう。

12点以上の場合は、すでに老化がかなり進行していると考えられます。重篤な病気が潜んでいる可能性もあるので、痛みなどの症状が強い場合は、一度医療機関を受診することをおすすめします。

カラダの衰え度チェックテスト

1. 姿勢チェック

- □ ねこ背や反り腰が気になる
- □ 肩こりや頭痛に悩んでいる
- □ デスクワークである

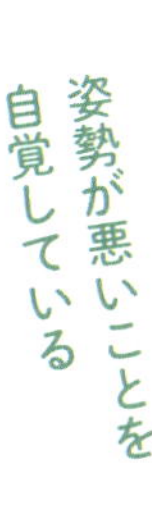

姿勢が悪いことを
自覚している

2. 転倒リスクチェック

バランスを
とるのが苦手…

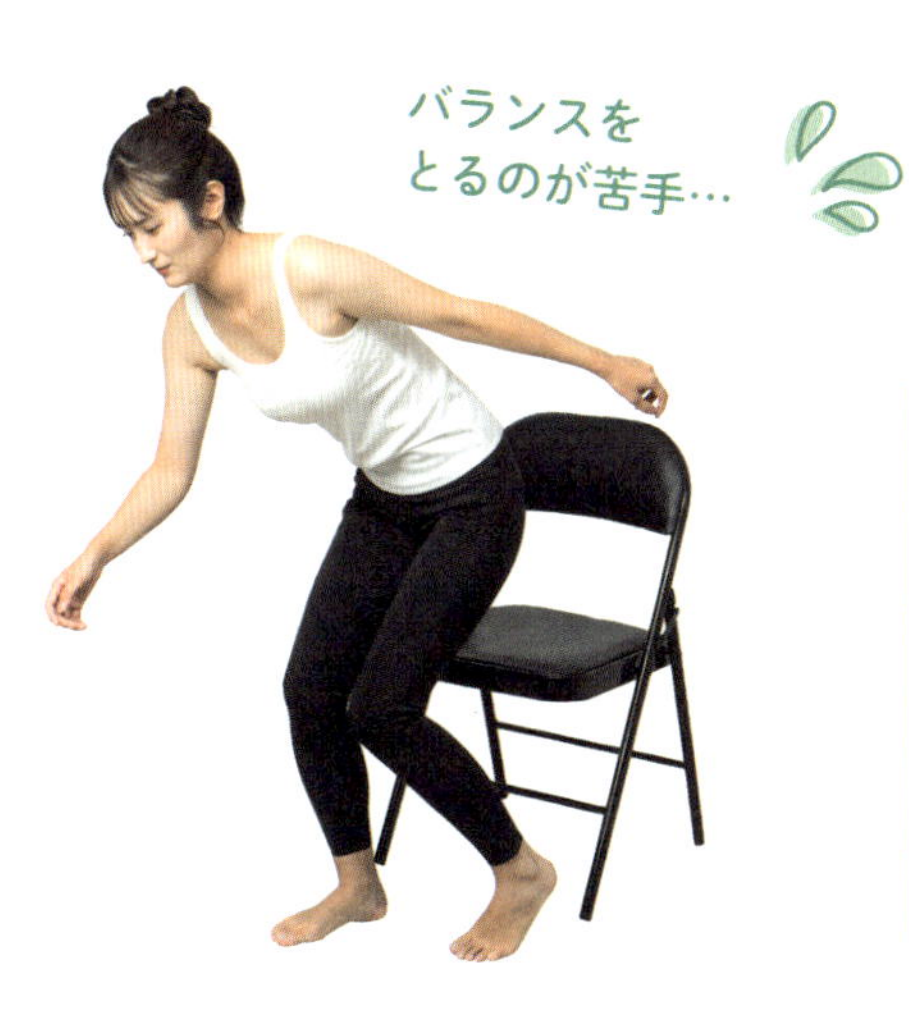

- □ 片脚で立つとふらつく
- □ 立ち上がるときや歩き出すときにふらつく
- □ 過去1年以内に転んだことがある

カラダの衰え度チェックテスト

3. 筋力レベルチェック

- □ 片脚立ちで靴下がはけない
- □ 手すりがないと階段が上がれない
- □ 運動習慣がまったくない

支えがないと体勢がうまくとれない

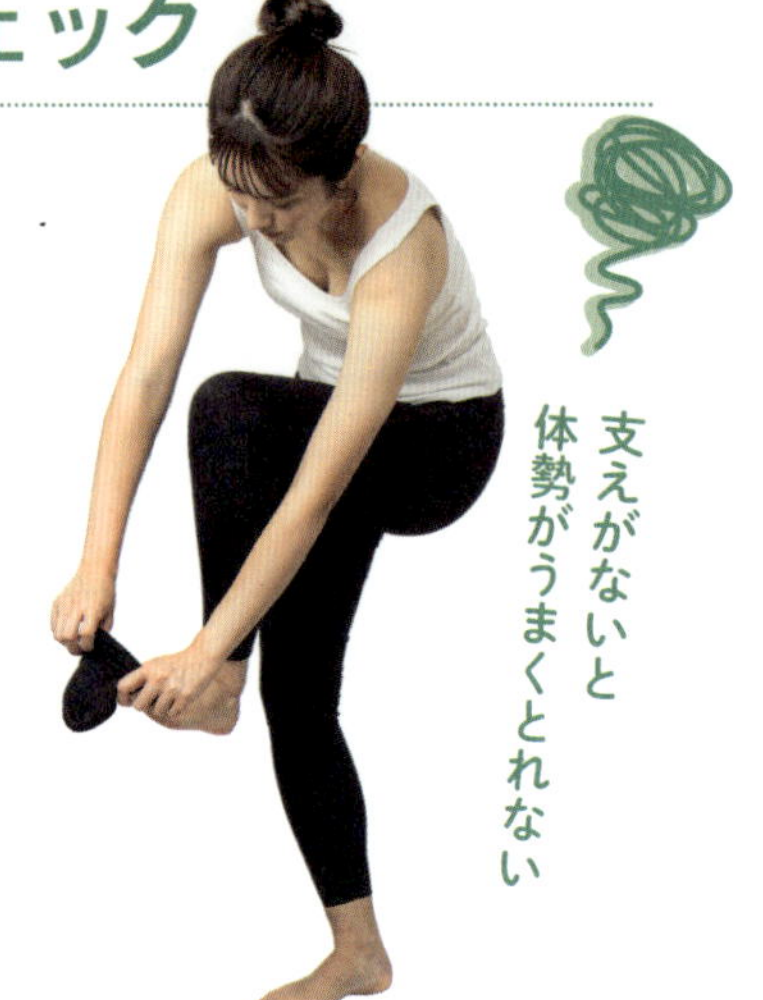

4. バランスチェック

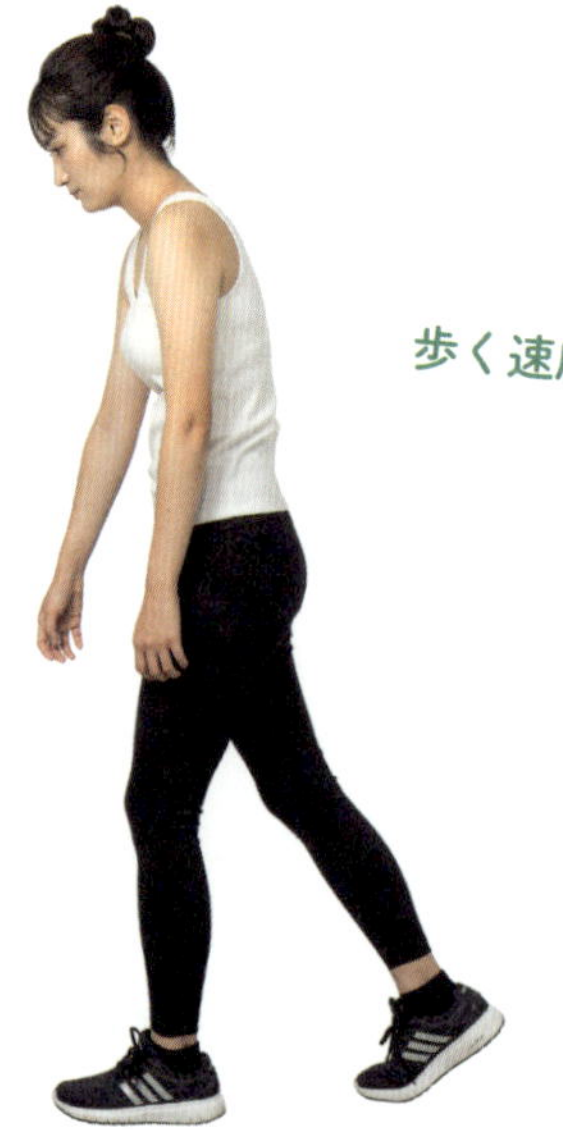

歩く速度が遅い……

- □ 長時間歩けない
- □ 長距離を歩くと筋肉や関節に痛みが出る
- □ 外出するときは杖が必要

5. 骨粗鬆症リスクチェック

- □ 些細なことで骨折したことがある
- □ 毎年、身長が縮んでいる自覚がある
- □ どちらかというとやせ型である

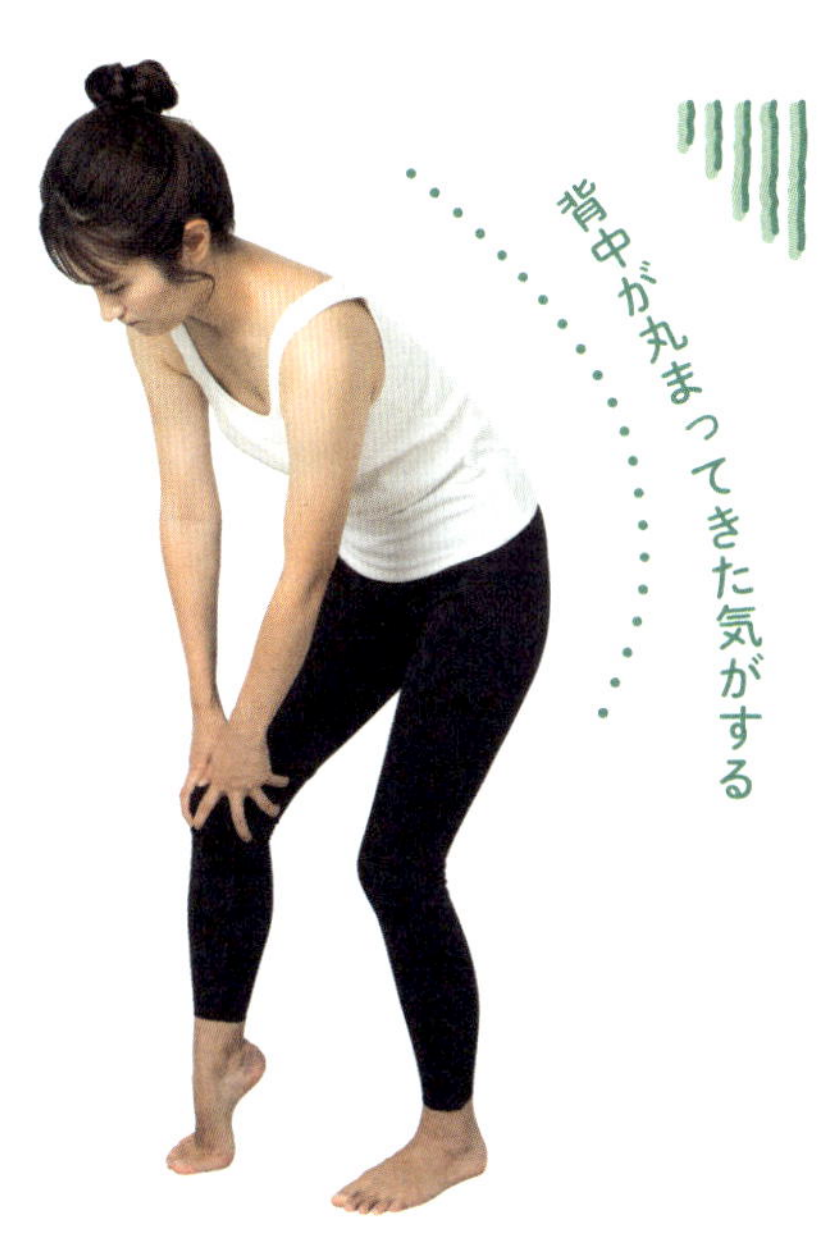

判定表

☑ 0〜3点	予防	健康を維持できるように予防しましょう。
☑ 4〜6点	早期改善	早期に改善して健康を維持しましょう。
☑ 6〜11点	要注意	これ以上悪化しないよう早期に改善しましょう。
☑ 12〜15点	危険	すぐに対策をし、症状が強い場合は医療機関を受診しましょう。

機能改善！

\\ これだけ体操で全身元気に //

５つの超簡単体操で衰えたカラダが変わる！

歩くために必要な「姿勢」「バランス力」「筋力」の３つの機能を効率よく鍛えられる最強メソッド「5 つの基本体操」を整形外科専門医が考案！ 超簡単体操で、100 年歩けるカラダを作ります。

1 羽ばたきストレッチ

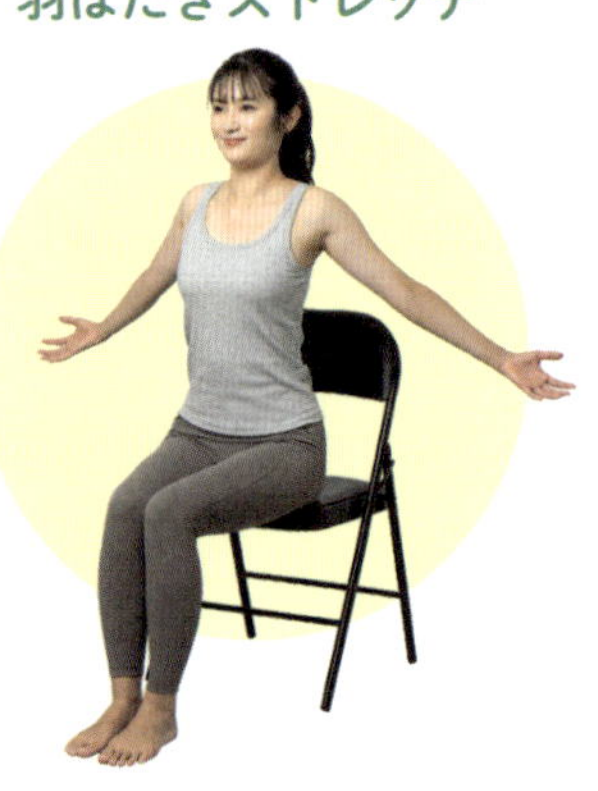

2 腰落とし

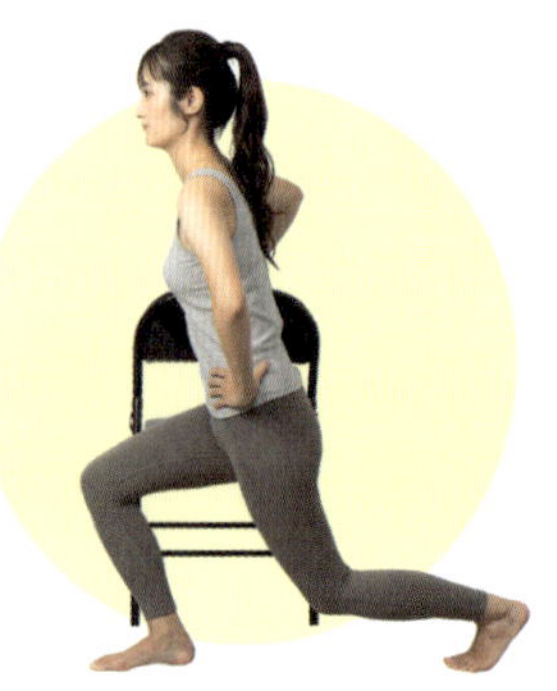

3 かかと上げ下げ

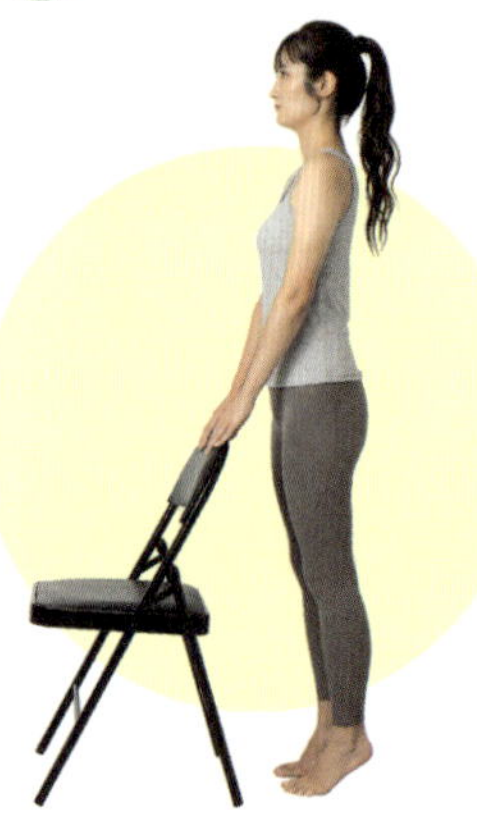

4 前のめり壁プッシュ

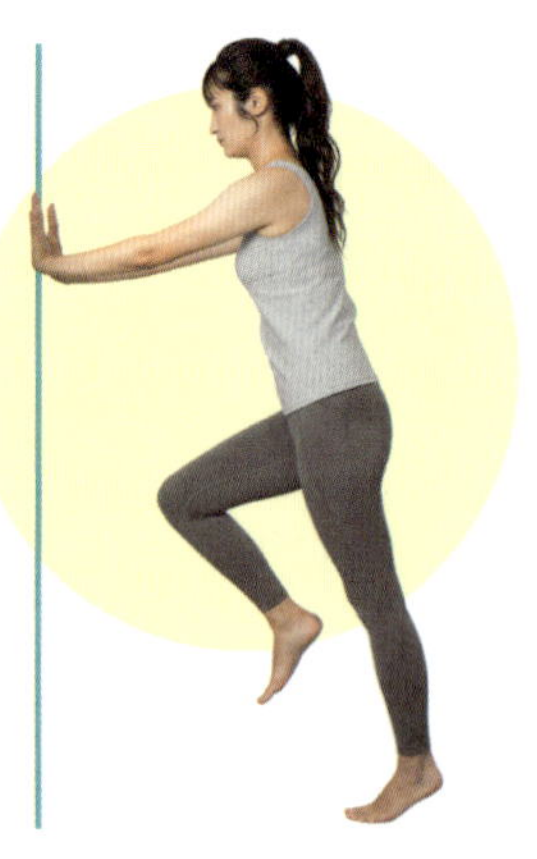

5 片ひじ壁プッシュ

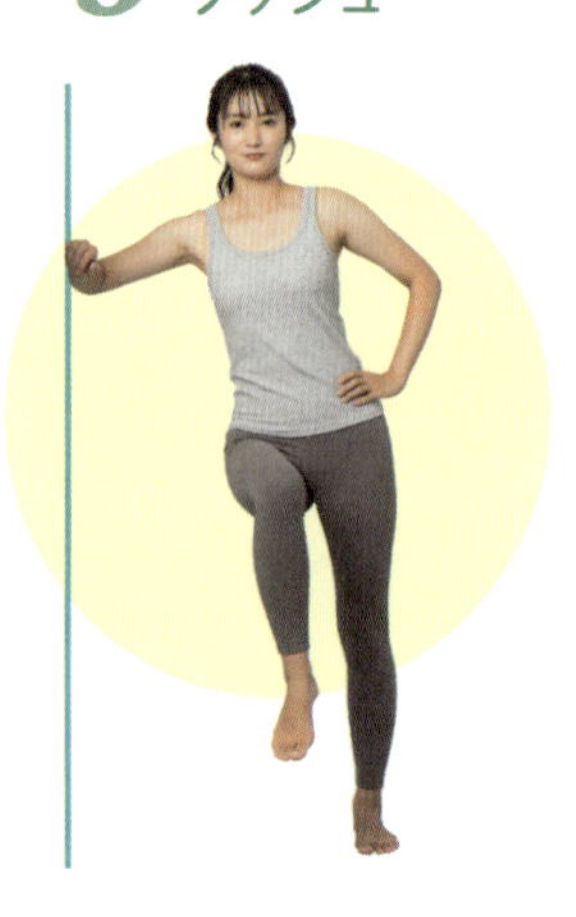

血流を促し、骨・筋力強化、100年歩けるカラダに

姿勢がよくなり、
骨や筋肉が強くなる！
軽やかに歩けるカラダに
頭
血流がよくなり、
頭スッキリ
首・肩
こりや
痛みを解消
胸
呼吸が
ラクに
背中
肩甲骨の動きが
よくなり
疲れにくい
おなか
引き締まる
腰
ハリや
だるさが
解消
ひざ
痛みがなく、
軽やかに歩ける
足
大きな歩幅で
リズミカルに

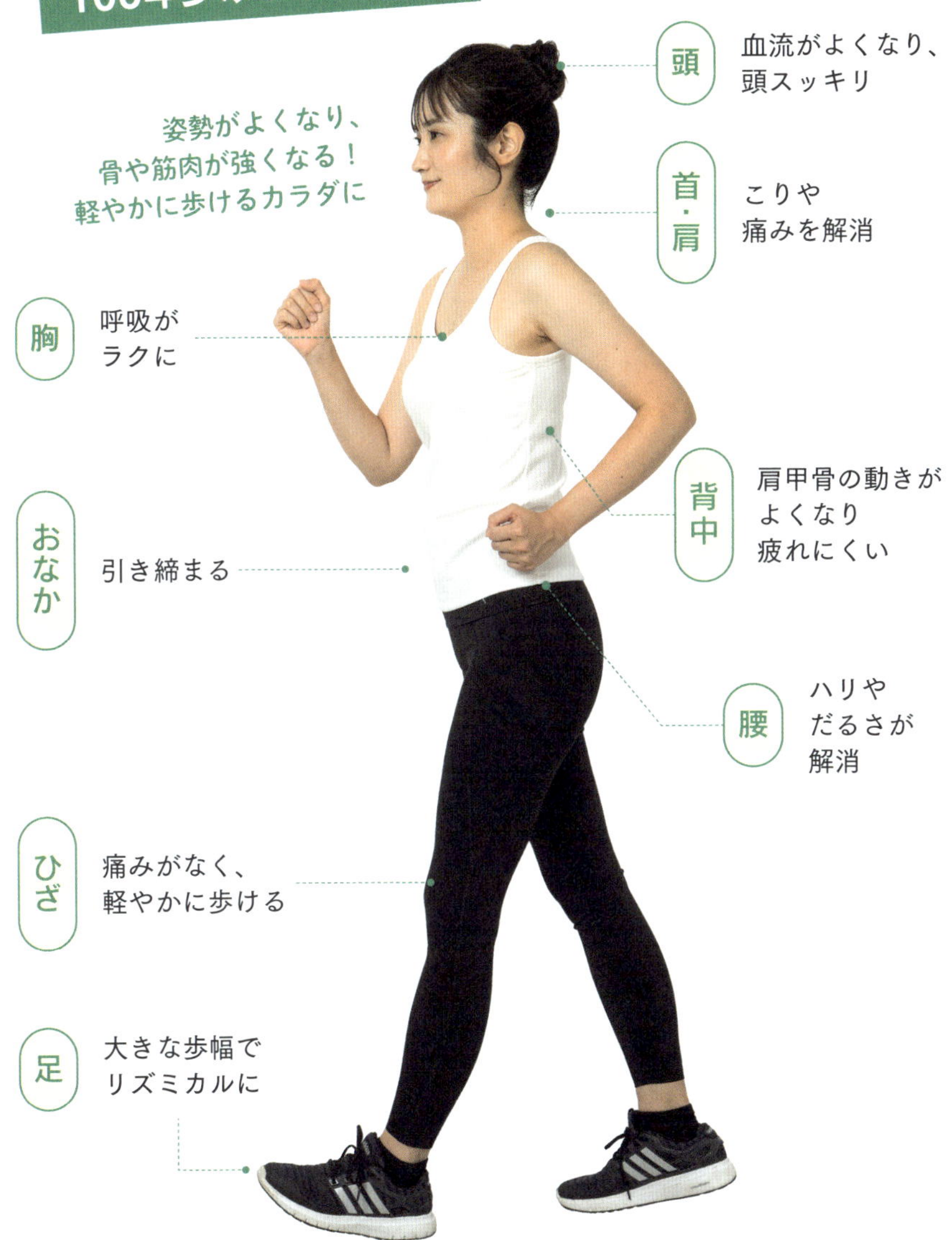

\ これだけ体操で寝たきりを防ぐ！ /

5つの基本セット

歩くために必要なパーツ（体幹、下肢）の筋肉を効率よく鍛えることで、姿勢を改善し、バランス力を高めます。筋力が上がることで代謝も上がり、血流改善が促され、心身が整います。

1 羽ばたきストレッチ

肩甲骨の可動域を広げ血流アップ

2 腰落とし

踏み込む力で下半身をバランスよく強化

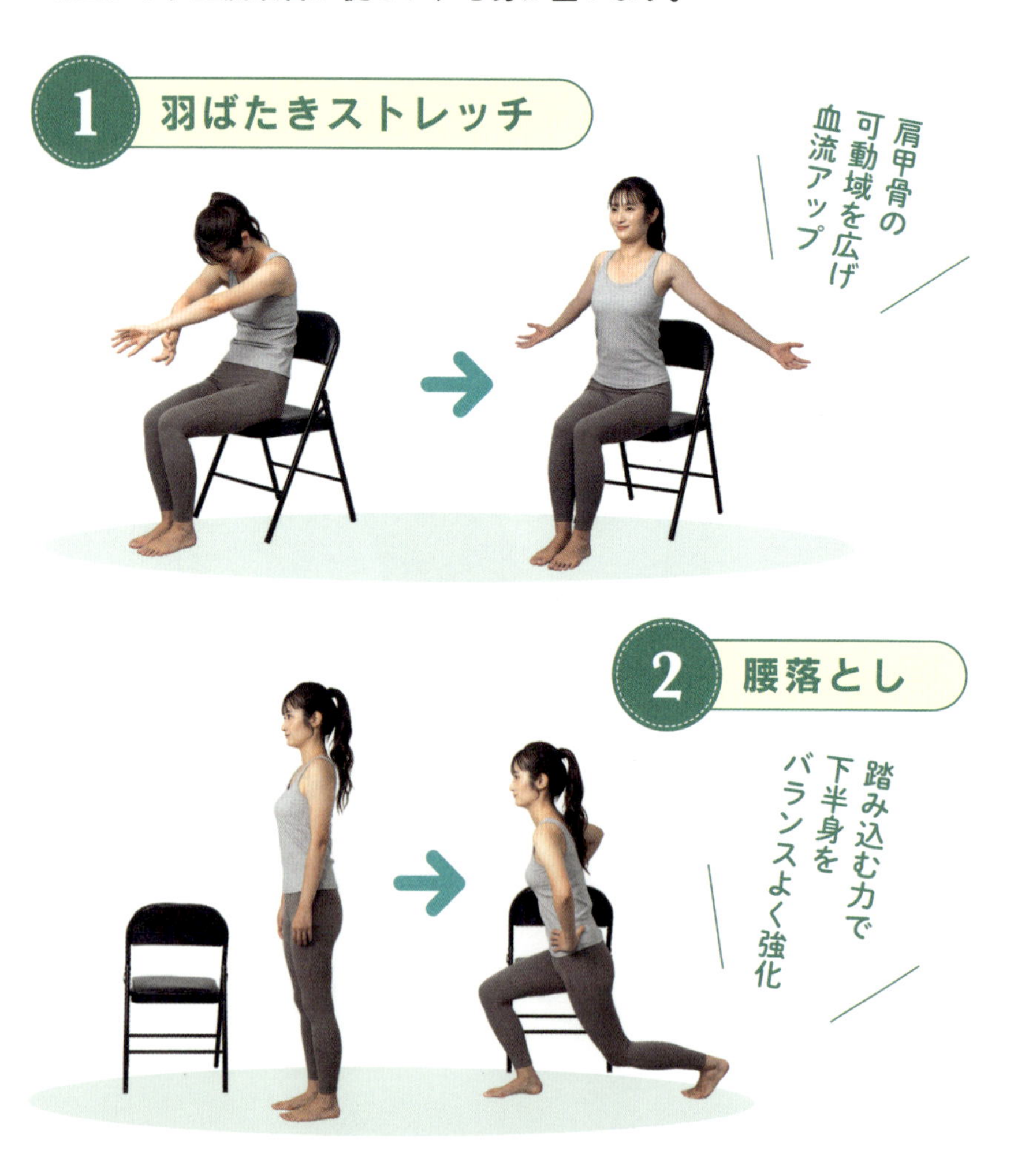

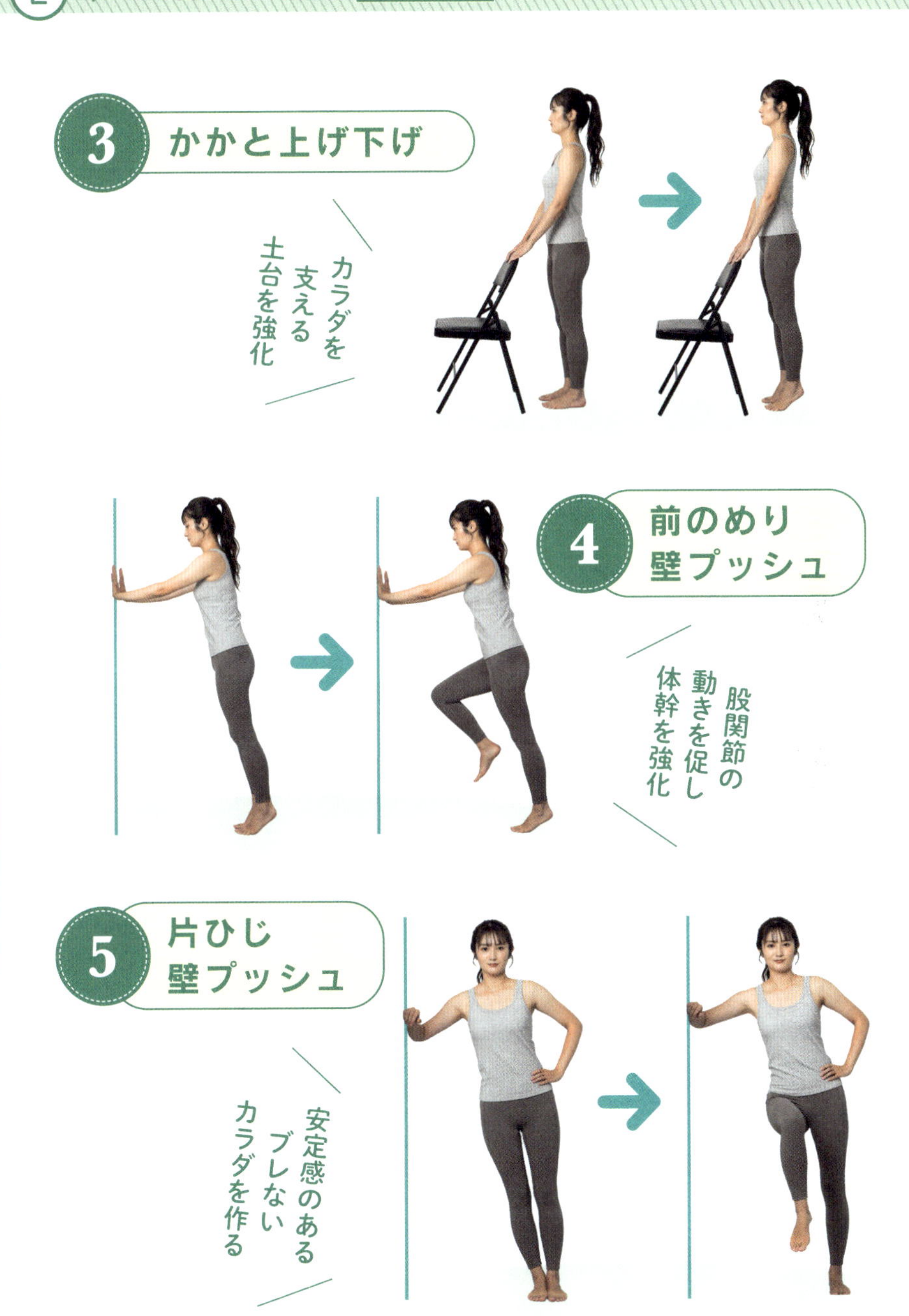
3
かかと上げ下げ
カラダを支える土台を強化
4
前のめり壁プッシュ
股関節の動きを促し体幹を強化
5
片ひじ壁プッシュ
安定感のあるブレないカラダを作る

1

手のひらの動きで背中を気持ちよくスクイーズ！

羽ばたきストレッチ

ターゲット部位：大胸筋／僧帽筋下部／菱形筋

胸や背中周りの筋肉をほぐして柔軟性を取り戻し、ねこ背や反り腰などの悪い姿勢を矯正するストレッチ。上半身の筋肉がほぐれて肩甲骨の可動域が広がることで、首や肩のこりや痛みが緩和され、胸を大きく広げることで呼吸機能も改善。血流がよくなり、全身の調子も整います。

動画でくわしく！

1 両手を交叉させ、背中を丸める

イスに浅く座り、両足をしっかり地面につけておき、両手を交叉させながら手のひらを向かい合わせ、背中をゆっくり丸めていく。

背中を丸め、目線はおへそに
ココをストレッチ！

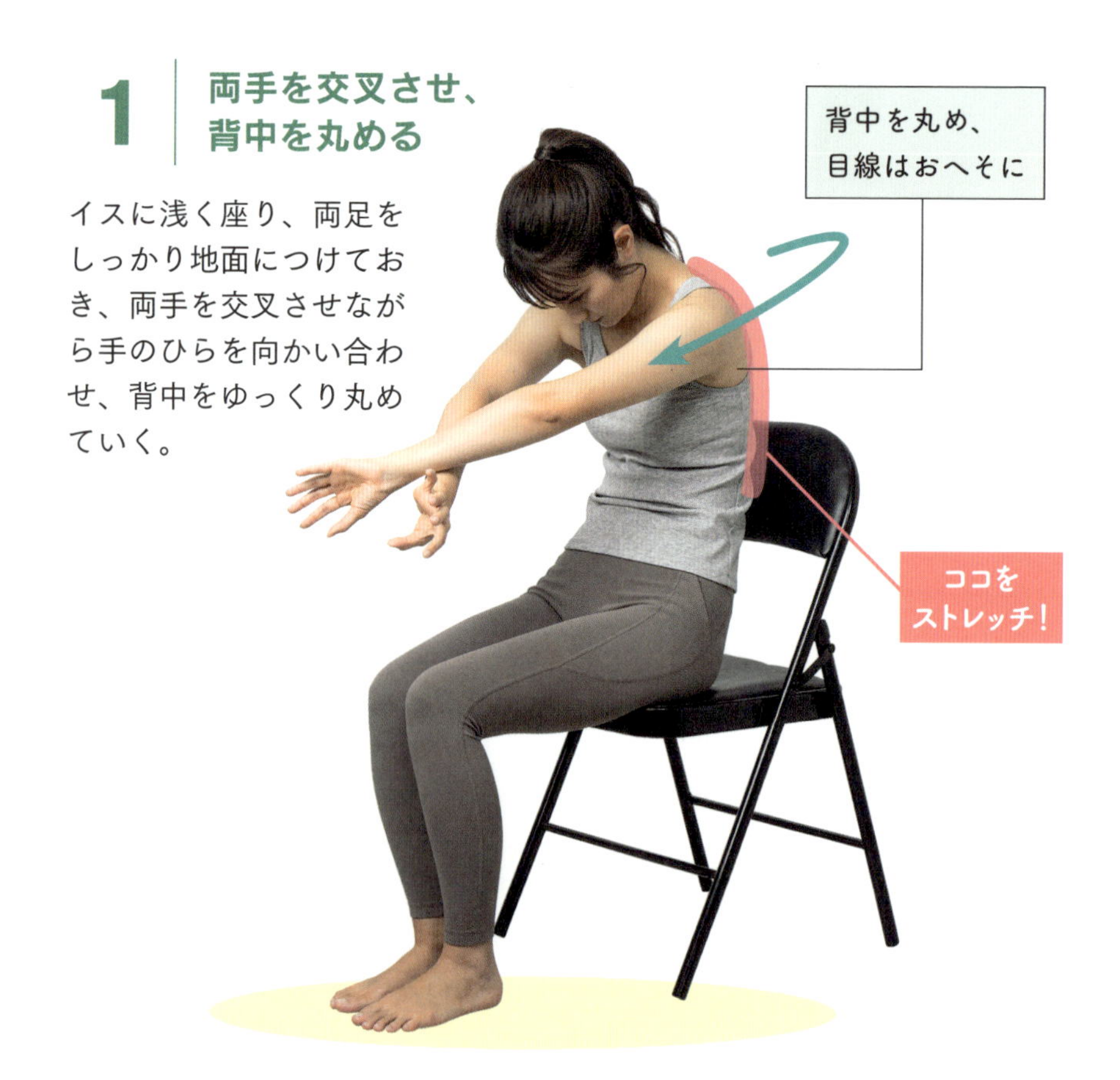

2 手のひらをかえしながら、両腕をひねる

背すじを伸ばしながらゆっくり上体を起こし、両腕を外側にひねる。1に戻る。1〜2を合計10回くり返す。

あごを軽く引き、
胸を広げる
ココを
ストレッチ！

合計
10回

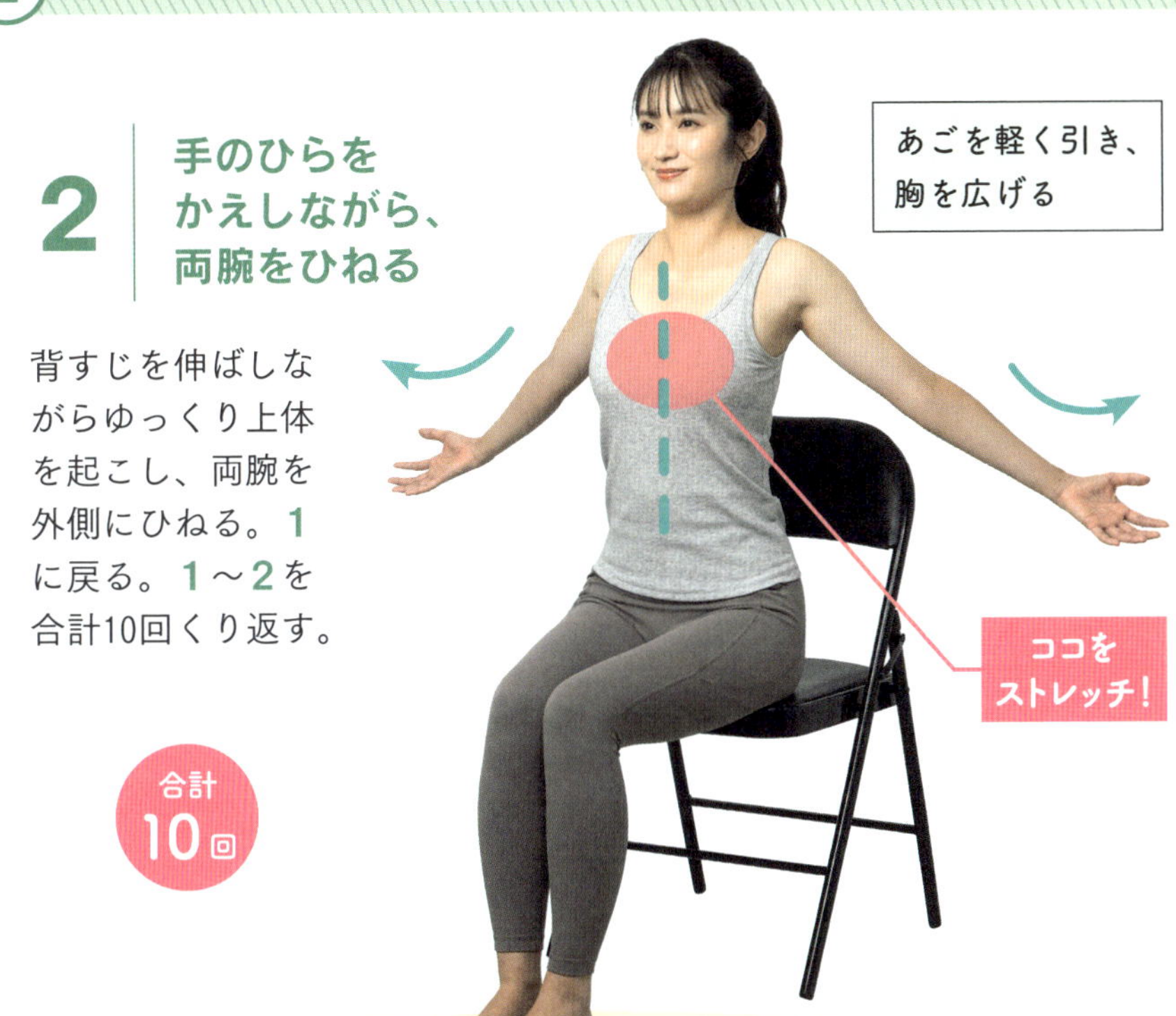

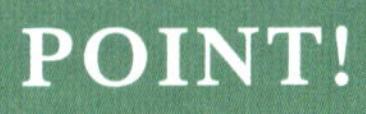

POINT!

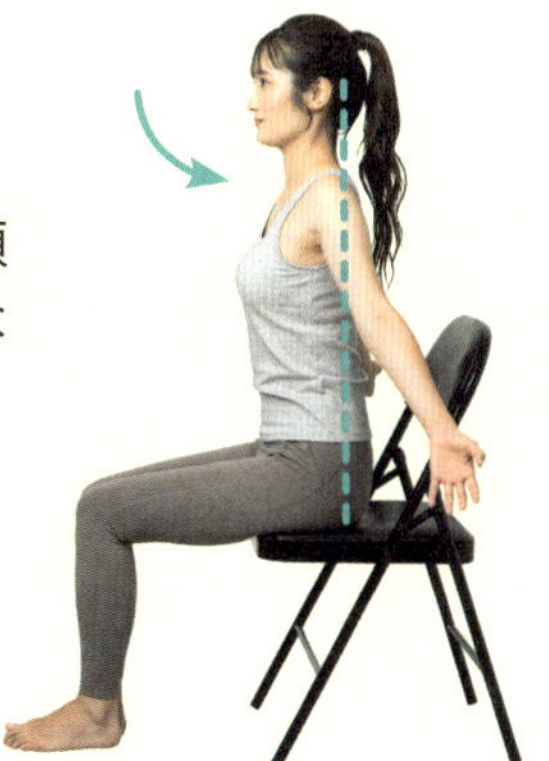

- あごを引き、顔が前方に行かないように。
- 耳、肩の先、ひじ、腰骨が一直線上になるように。

2

下半身の安定感を促し、バランス力アップ！

腰落とし

ターゲット部位：大臀筋／大腿四頭筋

下半身の筋肉を鍛えるエクササイズ。前傾姿勢で行うと大臀筋への負荷が、床に対し垂直に腰を落とすと大腿四頭筋への負荷が強くなります。ひざを曲げる深さによって負荷が調節できるので、体力に合わせて行いましょう。

動画でくわしく！

ここからスタート！

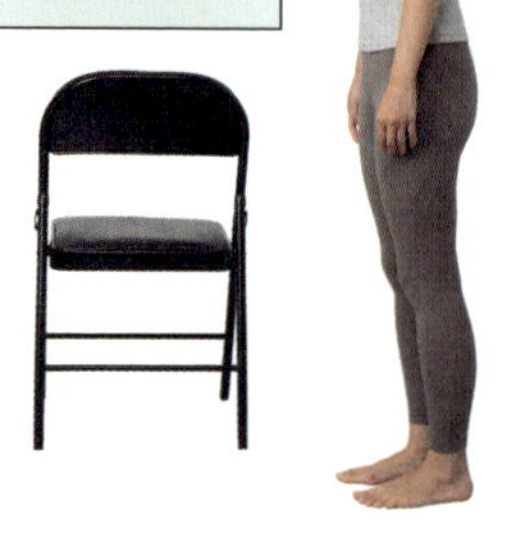

イスの1歩後ろで立つ

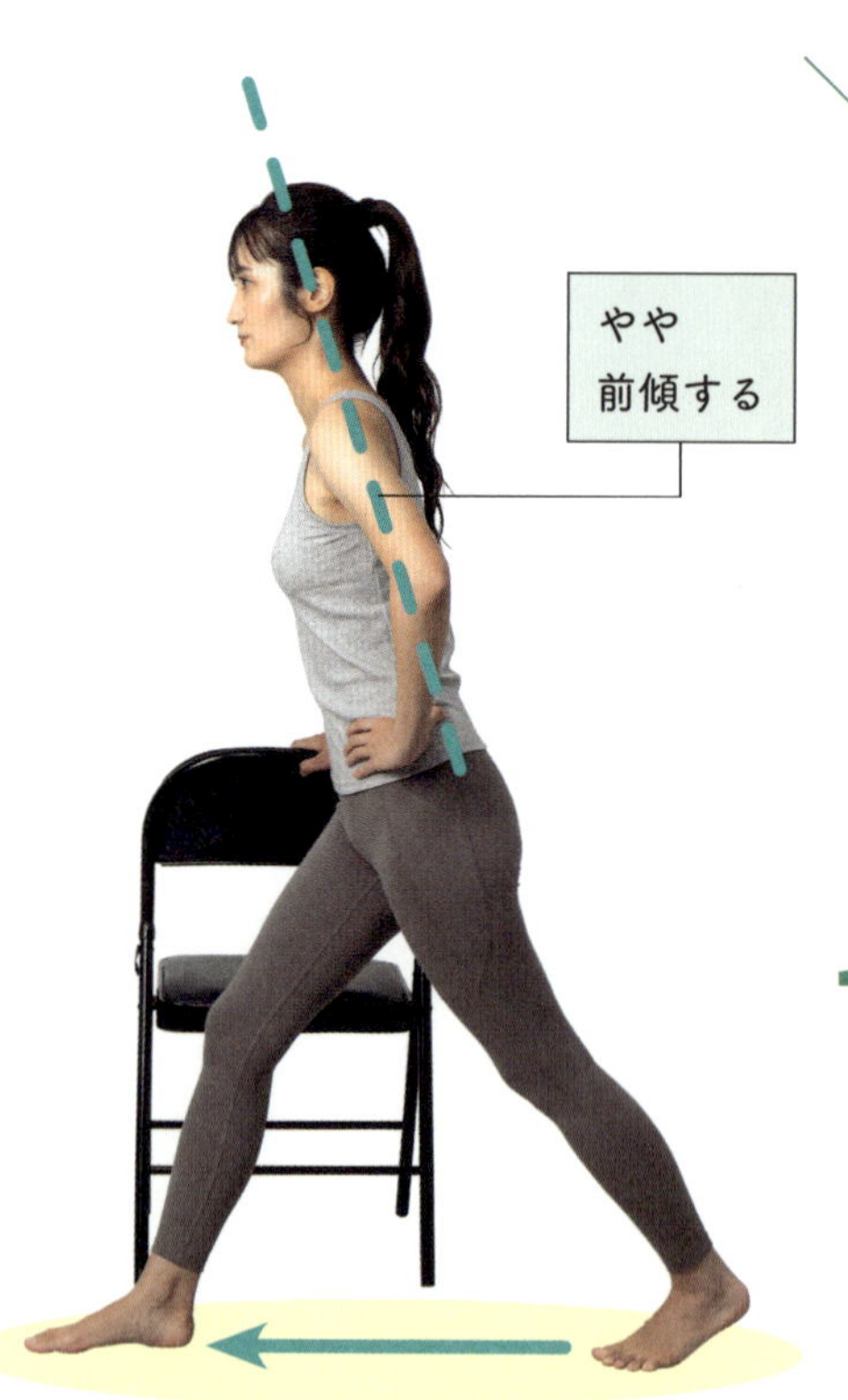

やや前傾する

片足を1歩前へ踏み込む

1 イスの背もたれを支えにし、片足を前に踏み込む

イスの背もたれを支えにしながら、片足を大きく1歩前に踏み込む。背すじをまっすぐ伸ばし、やや前傾する。

POINT!

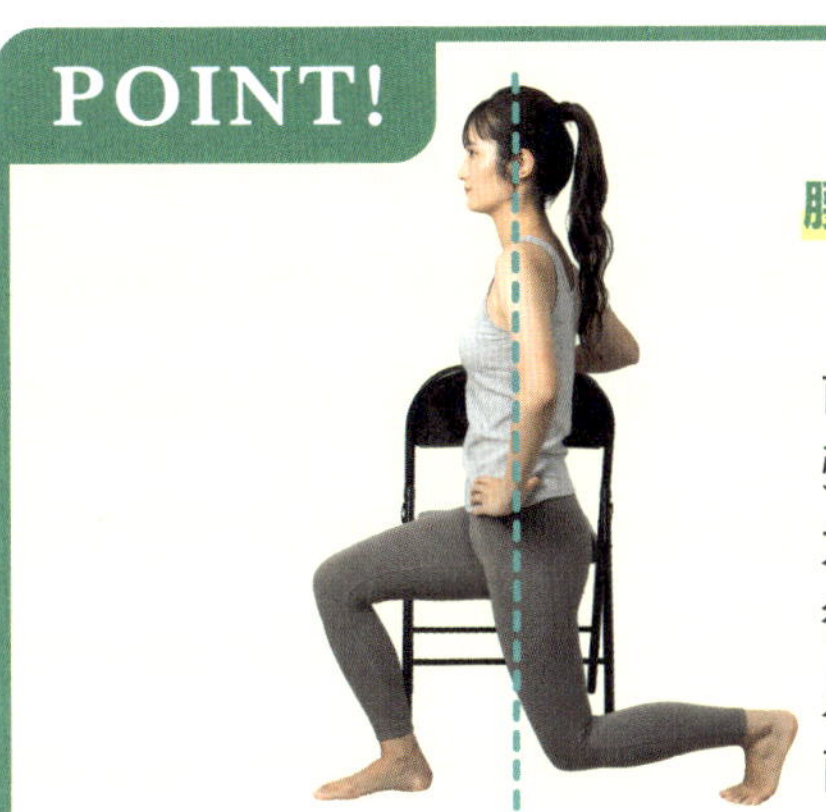

まっすぐの姿勢のまま腰を落とすと強度がアップ！

重心を下げる際、姿勢をやや前傾させると大臀筋への負荷が強くなり、垂直に腰を落とすと、太ももへの負荷が強くなる。歩行をスムーズにするには前傾、足腰を強化するには床に対し垂直な姿勢で行うのが効果的。

前傾姿勢をキープ
ココを意識！
ひざは床につけない
左右交互に10回ずつ

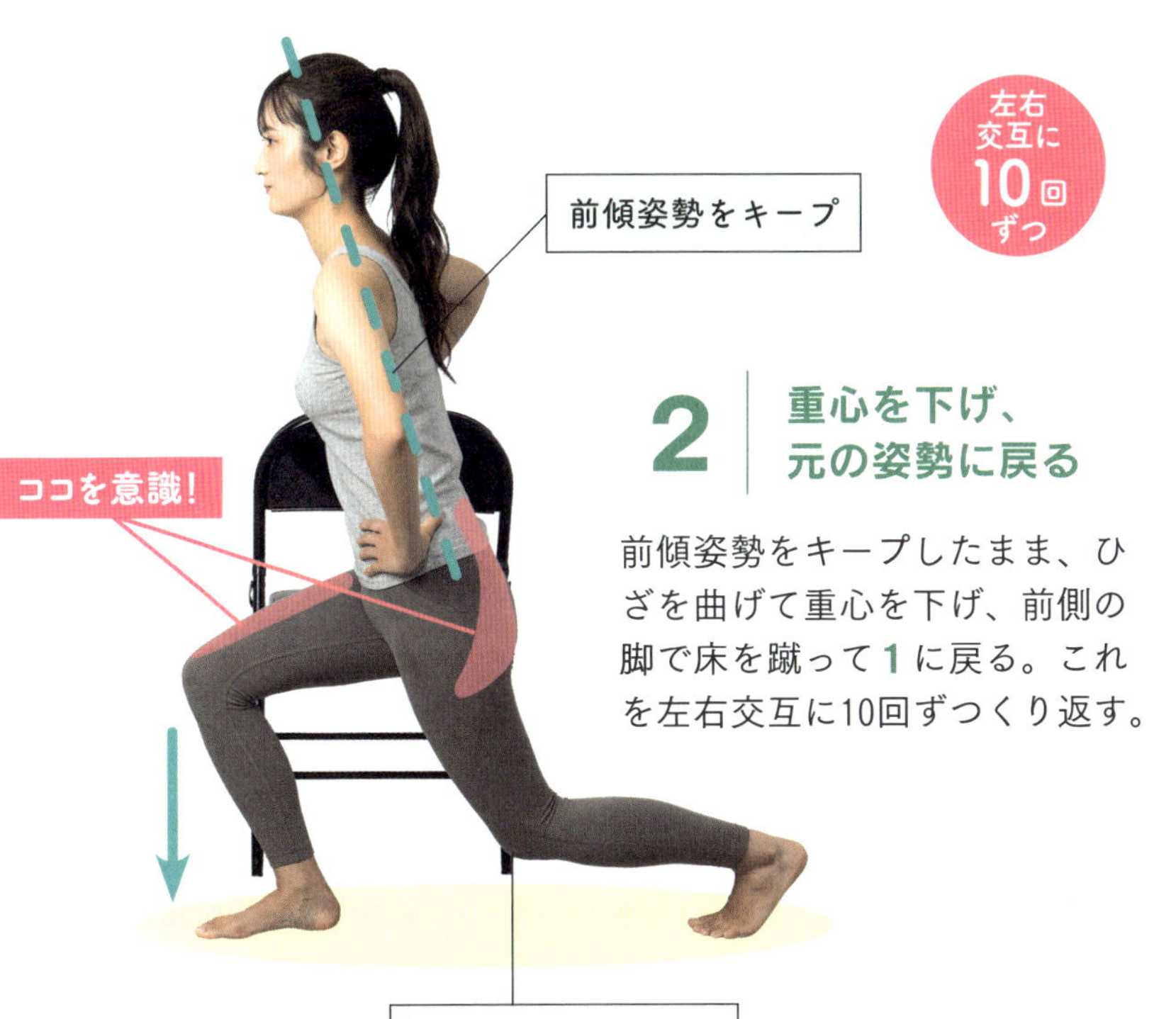

2 重心を下げ、元の姿勢に戻る

前傾姿勢をキープしたまま、ひざを曲げて重心を下げ、前側の脚で床を蹴って1に戻る。これを左右交互に10回ずつくり返す。

3 かかと上げ下げ

蹴り上げる力を鍛えてどんどん歩ける！

ターゲット部位：下腿三頭筋

かかとを上げ下げして、ふくらはぎの筋力をパワーアップ！　ふくらはぎの筋力が鍛えられると、地面を蹴り上げる力が増し、歩行スピードが上がります。また、ふくらはぎは下半身の血液を心臓に送り返すポンプの役割もあるため、全身の血流がよくなり基礎代謝も上昇します。

動画でくわしく！

目線は
まっすぐ
背すじは
まっすぐ
伸ばす
両足は腰幅に広げる

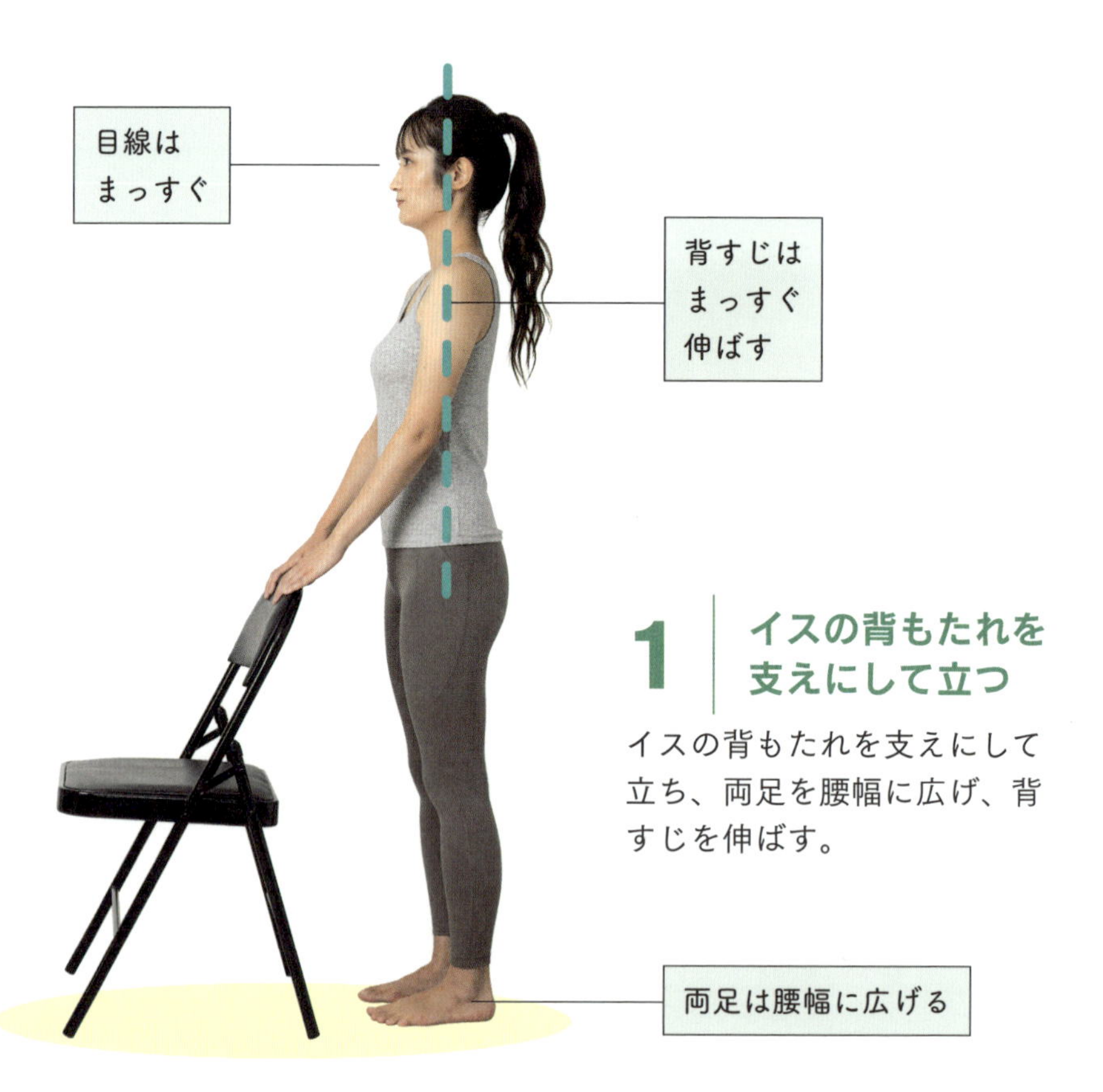

1 イスの背もたれを支えにして立つ

イスの背もたれを支えにして立ち、両足を腰幅に広げ、背すじを伸ばす。

POINT!

● かかとを上げたとき、左右の足のアキレス腱が平行になるようにバランスよく体重をかける。足の小指側で床を押すと、姿勢が崩れて効果が半減してしまう。

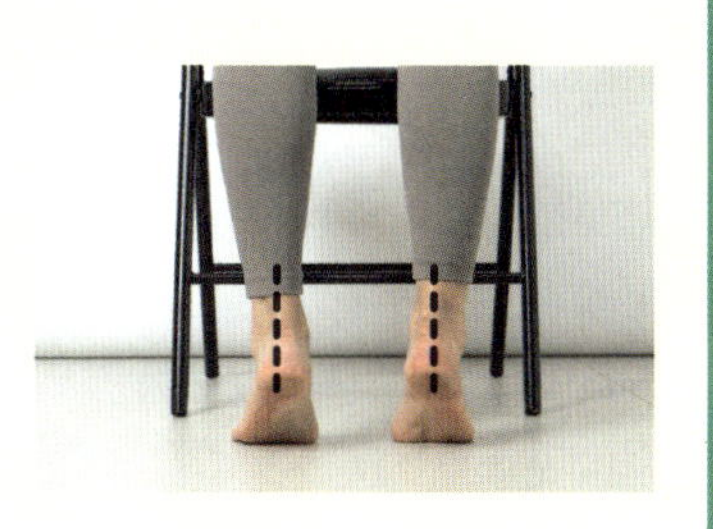

2 かかとを上げ下げする

足の親指で床を押し、かかとを高く持ち上げる。できるだけ高く上げたら５秒キープし、ゆっくり**1**に戻る。これを合計10回くり返す。

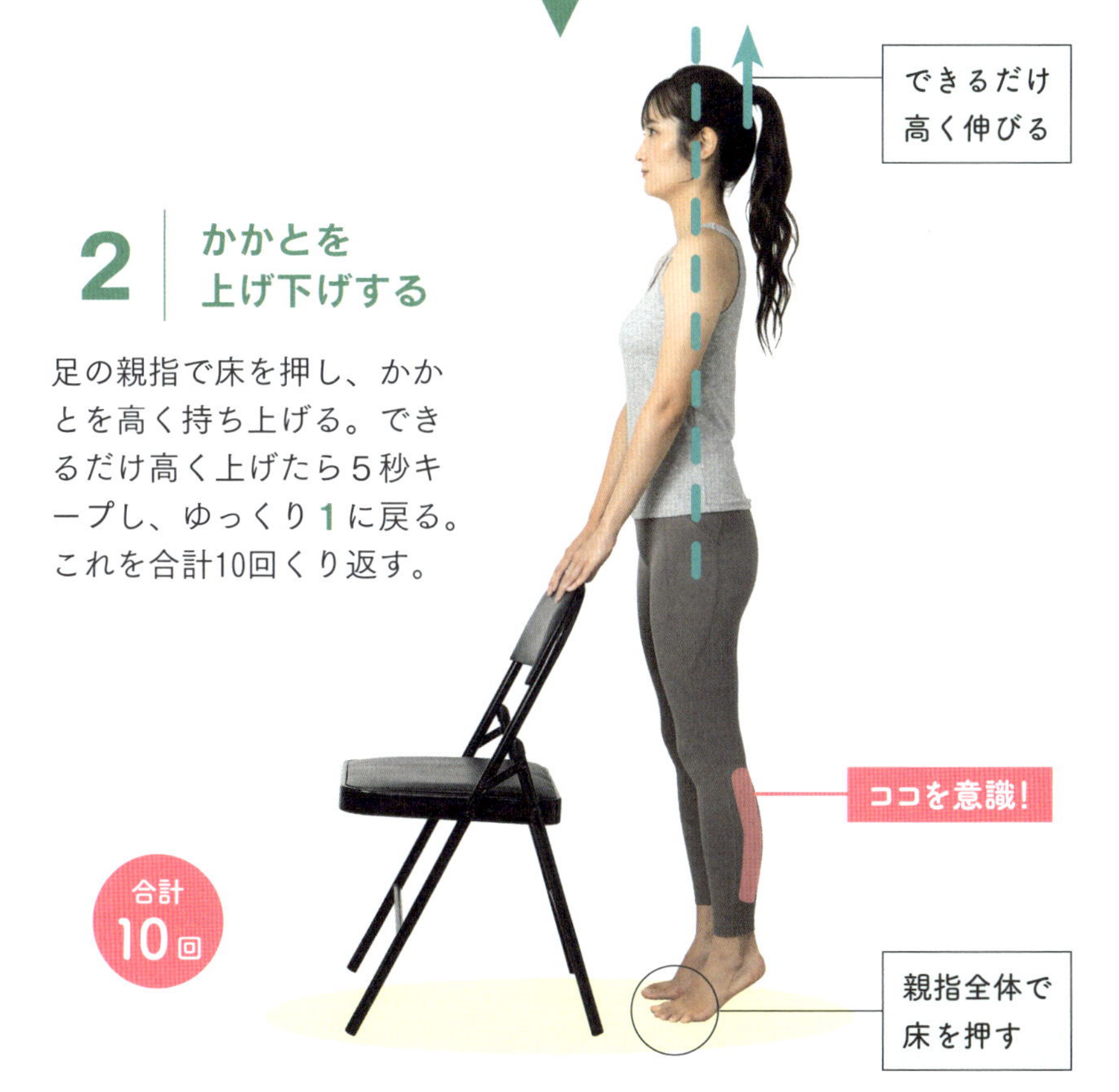

4

壁トレで安定感のあるブレないカラダに

前のめり壁プッシュ

ターゲット部位：腸腰筋／腹直筋／下腿三頭筋

両手で壁を軽く押してカラダを支え、おなかに力を入れながら、脚を上げ下げすることで、腸腰筋や腹直筋といった体幹の筋肉を鍛えます。バランス力が向上し、転倒のリスクが軽減。体幹と同時にふくらはぎの筋肉も鍛えられるので、歩行時の安定性と速度も向上します。

動画で
くわしく！

壁に両手をつく
おなかに力を入れる
かかとは上げる
歩幅１歩分空ける

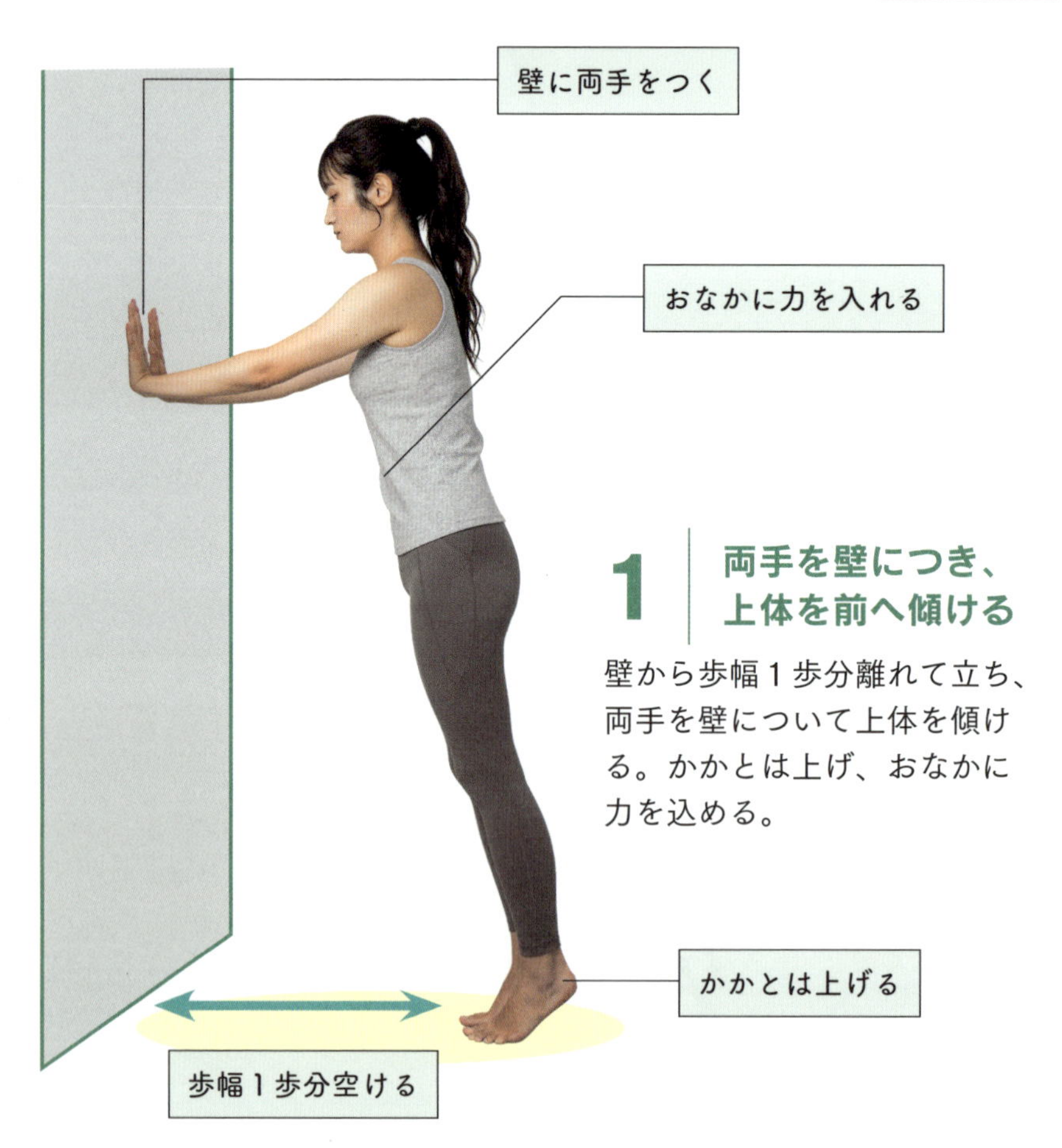

1 両手を壁につき、上体を前へ傾ける

壁から歩幅１歩分離れて立ち、両手を壁について上体を傾ける。かかとは上げ、おなかに力を込める。

POINT!

- 軸足はかかとを上げ、母趾球（親指の付け根）で床を押すように重心をかける。

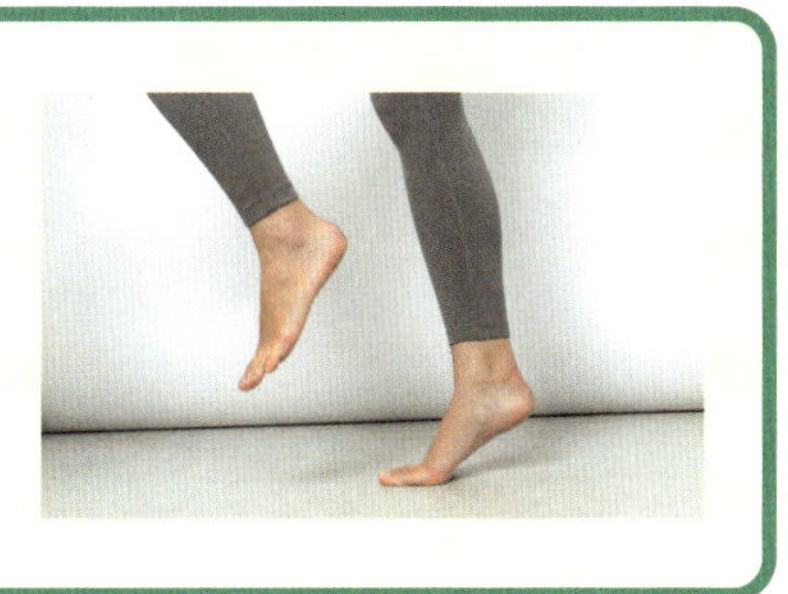

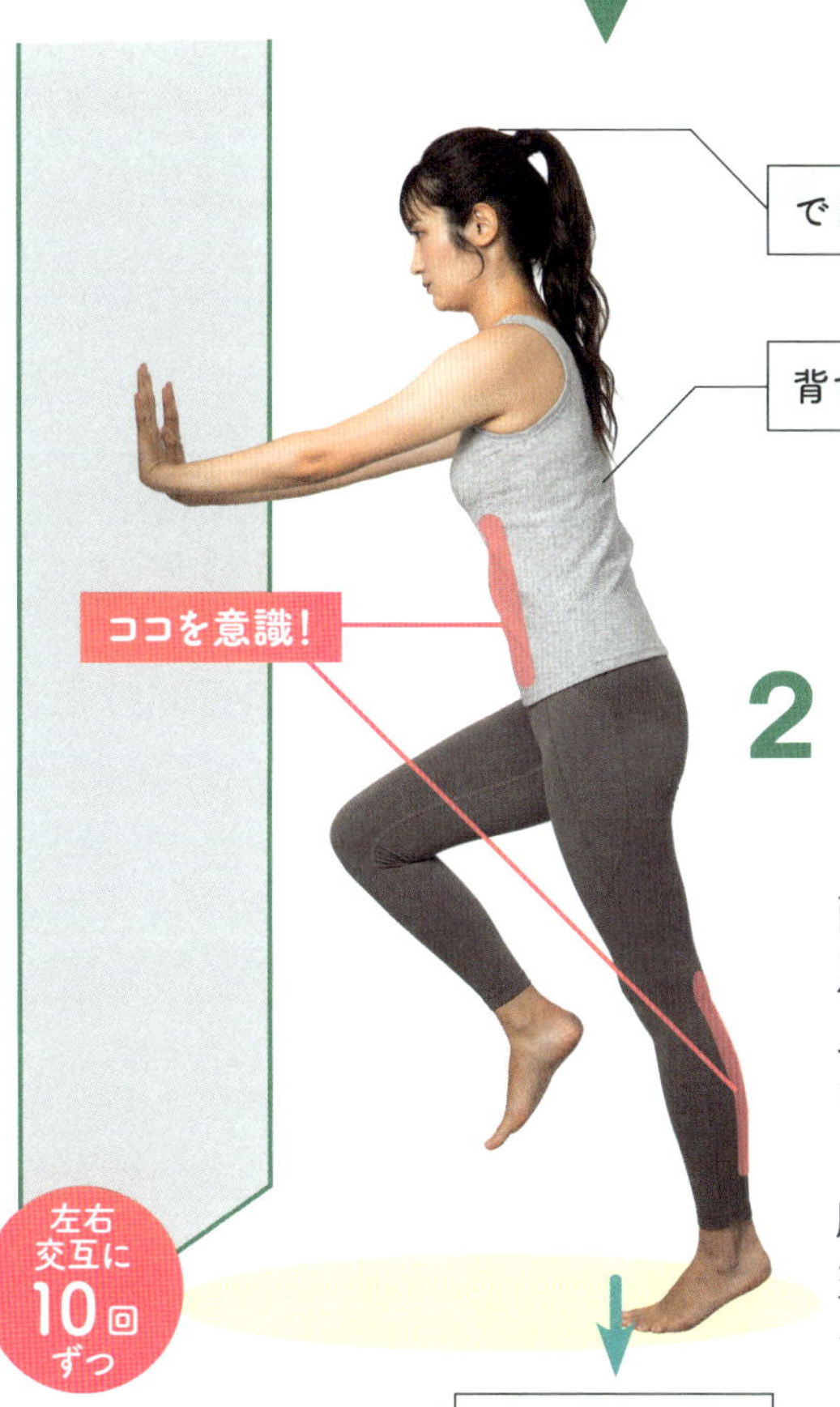

2 両手で軽く壁を押しながら、左右交互に脚を上げる

両手で壁を押しながら、片脚を股関節から持ち上げる。軸足は母趾球（ぼしきゅう）で床を押す。そのまま５秒キープし、反対の脚も同様に行う。左右交互にそれぞれ10回ずつくり返す。

5

バランス力と体幹を同時に鍛える！

片ひじ壁プッシュ

ターゲット部位：内転筋／腹斜筋／中臀筋／腸腰筋

ひじで壁を押しながら、片脚ずつ上げ下げするエクササイズ。片腕でカラダを支えながら行うことで、わき腹にある腹斜筋が鍛えられ、左右のバランス力がアップ！歩行に必要なお尻や内ももの筋肉も同時に鍛えられるので、骨盤が安定して歩行機能が改善します。

動画でくわしく！

壁にひじをつき
上体を傾ける
両足はそろえる
歩幅1歩分空ける

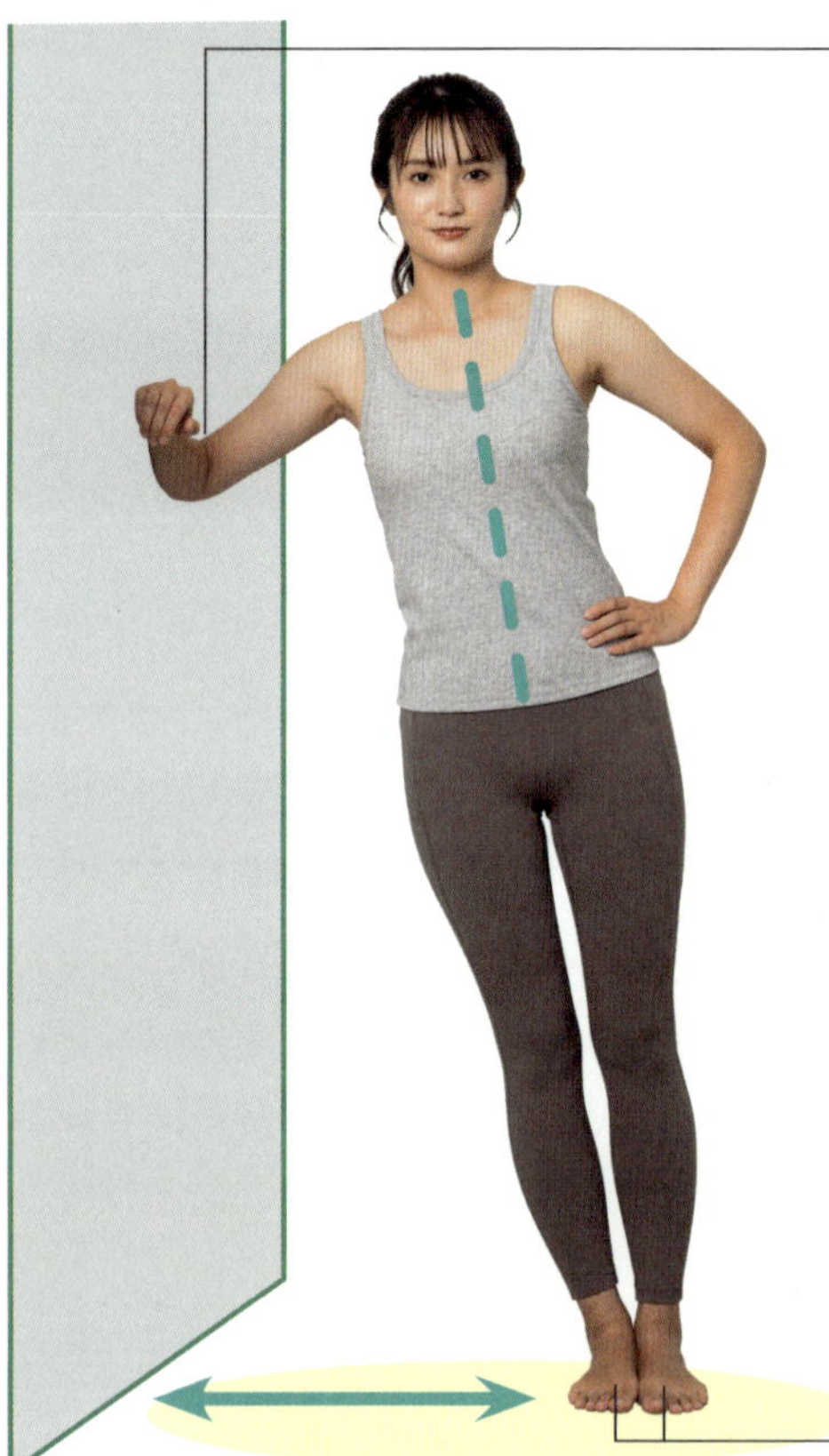

1 壁の横に立ち、片ひじを壁につけて上体を傾ける

壁から歩幅1歩分離れ、壁に片ひじをつける。両足をそろえて姿勢を伸ばし、上体を壁方向に傾ける。

POINT!

- 上げる脚のひざの角度は90度が目安。上げすぎると姿勢が崩れやすいので注意。

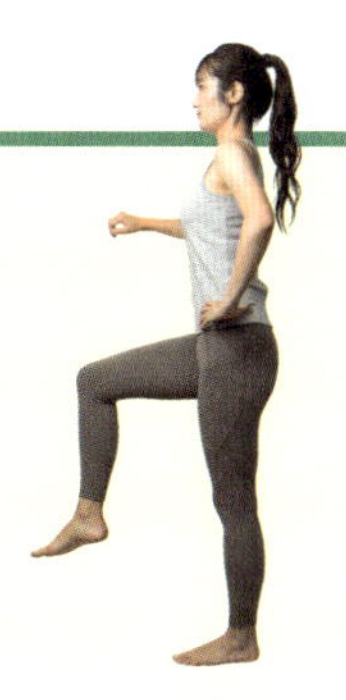

- 脚を上げるときも、姿勢は伸ばした状態をキープする。背すじが丸くなると、股関節が内旋して太ももの外側が張り出す原因に。

できるだけ高く伸びる
ココを意識！
ひじで壁を
軽く押す
左右
それぞれ
10回
床を押す

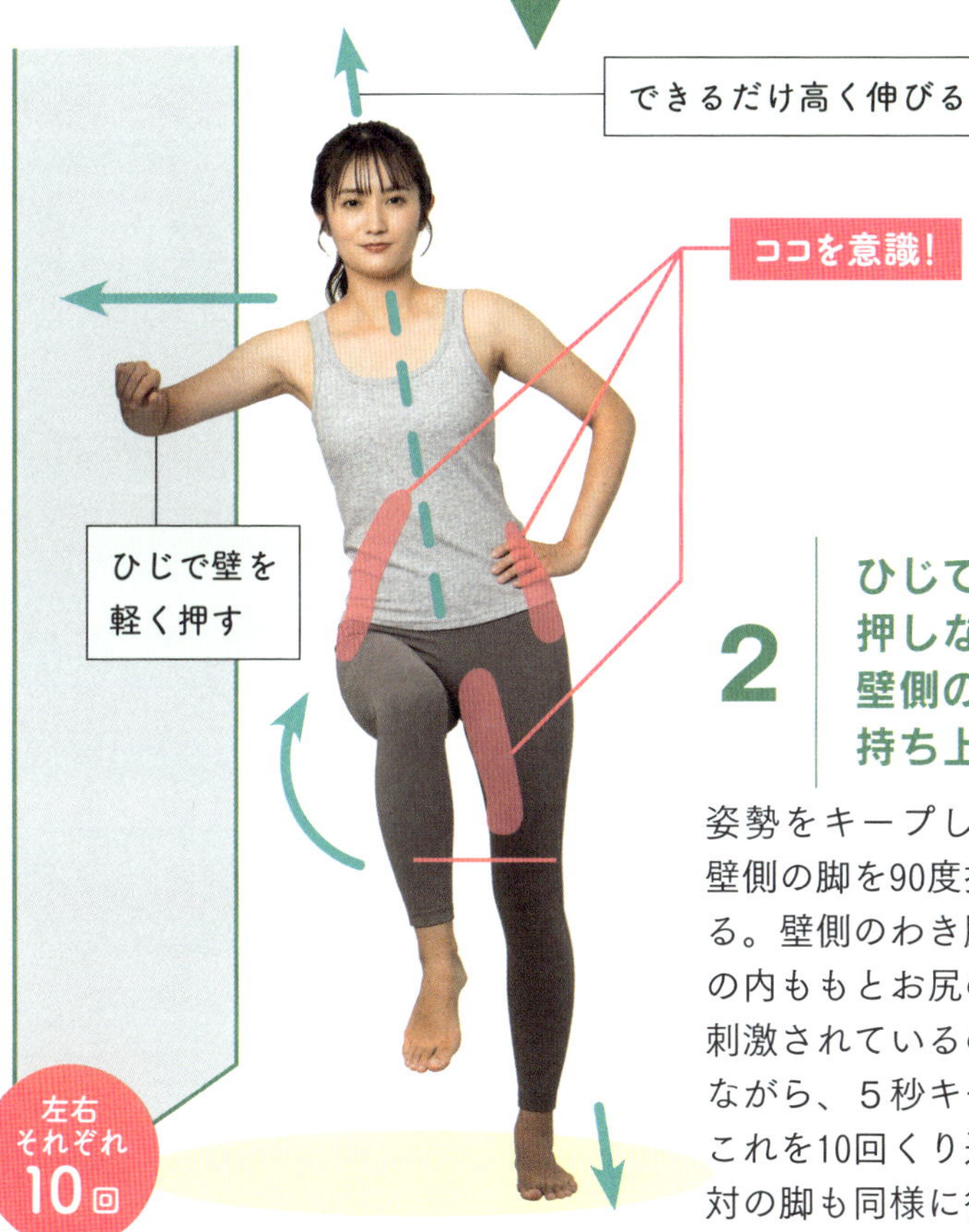

2 ひじで壁を押しながら、壁側の脚を持ち上げる

姿勢をキープしたまま、壁側の脚を90度持ち上げる。壁側のわき腹、軸足の内ももとお尻の筋肉が刺激されているのを感じながら、５秒キープする。これを10回くり返し、反対の脚も同様に行う。

機能改善セルフケア

首・肩

首や肩の不調や痛みの原因は、加齢や運動不足による筋力の低下はもちろん、長時間の同じ姿勢でいることによる筋肉の疲労や精神的ストレスなど、実にさまざまです。場合によっては、脊柱管狭窄症（せきちゅうかんきょうさくしょう）や椎間板ヘルニア、心筋梗塞などといった重篤な病気のサインである場合もあるので、手のしびれや痛みが1週間以上続くようなら、一度専門医を受診するといいでしょう。

筋肉疲労によるこりや痛みの場合は、首や肩周りの筋肉をストレッチすることで、症状の緩和が期待できます。5kgほどもある頭部を支える首や肩は、ただでさえ不調の出やすい部位。定期的にストレッチをして、こりや痛みを取り除きましょう。

当てはまる人はこのトレーニングがおすすめ！
首・肩の不調チェックリスト

- □肩こりがひどい
- □ねこ背である
- □スマホを長時間見ることが多い

1

あごを引いて首のインナーマッスルを強化

あご引き

ターゲット部位：頚部深層屈筋群

合計10回

動画でくわしく！

身長を3cm伸ばすイメージで
あごは軽く引いて3秒キープ
ココをストレッチ！

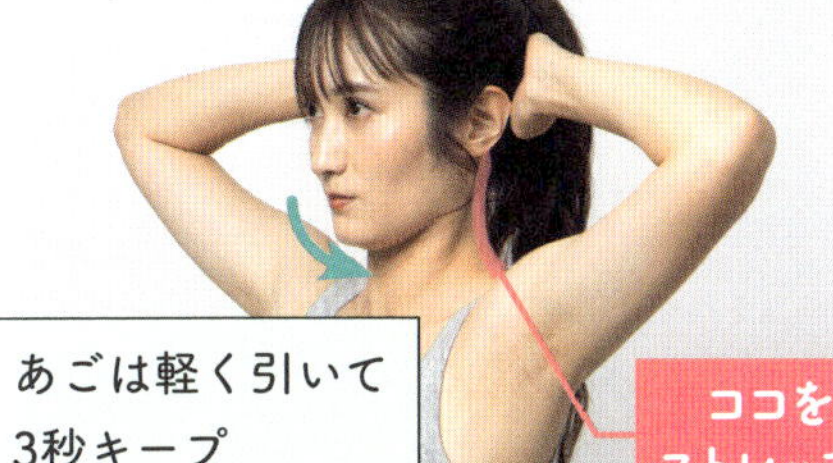

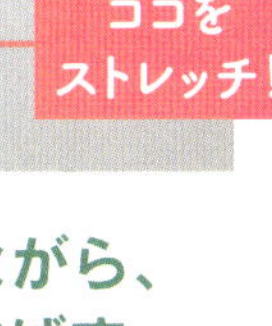

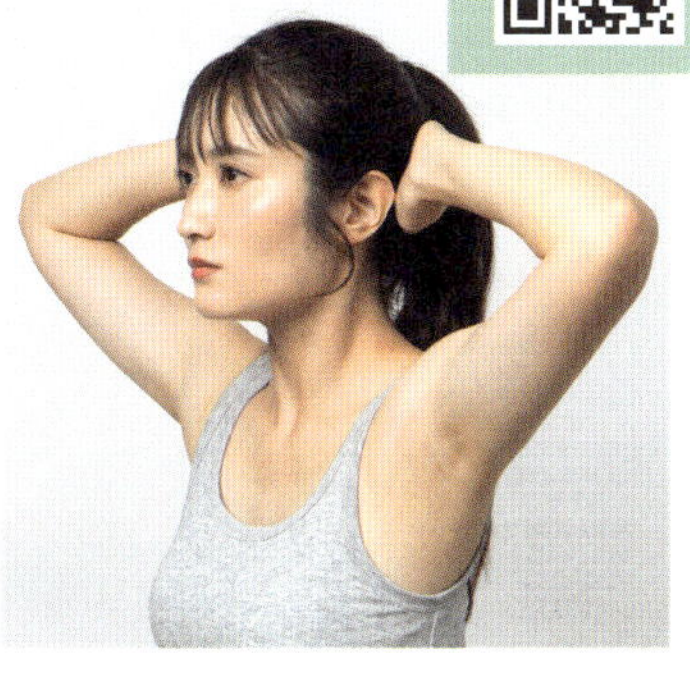

1 両手で後頭部を支える

イスに座って自然に背すじを伸ばし、後頭部に両手を添える。

2 あごを引きながら、首の後ろを伸ばす

軽くあごを引きながら、身長を３㎝伸ばすイメージで頭を引き上げ、首の後ろをゆっくり伸ばす。そのまま3秒キープし、**1**に戻る。これを合計10回くり返す。

NG!

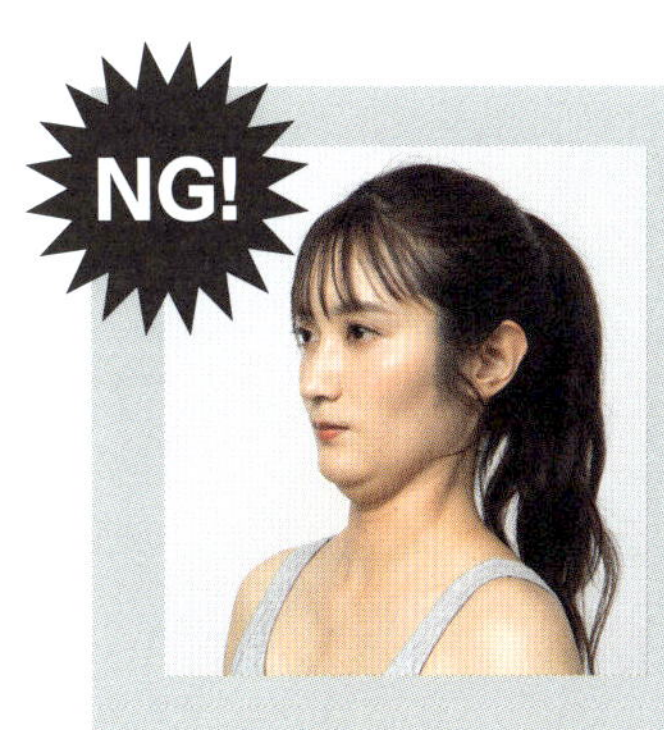

あごは引きすぎないのがインナーマッスルを鍛えるコツ

あごを引きすぎるとアウターマッスルに力が入り、首のインナーマッスルに力が入らなくなってしまう。あごは軽く引き、頭を引き上げるときは力を込めすぎないのがポイント。

※動画ではわかりやすくするため、手を添えずに行っています。

2

首すじをじんわり伸ばしてこりやこわばりをリセット

首ストレッチ

ターゲット部位：僧帽筋

左右交互に3回ずつ

背すじはまっすぐ

ココをストレッチ！

肩が上がらないようにして10秒キープ

1 片手を頭に添え、反対側の手は背中の後ろへ回す

イスに座って背すじを伸ばし、片手を頭に添えて、反対側の手は背中の後ろへ回す。

2 首を片側に倒しながら、反対方向にあごを引く

頭に添えている手でゆっくり押しながら、首を傾ける。あごは首と反対側に引き、首の側面をゆっくり伸ばす。10秒キープし、反対側も同様に伸ばす。左右交互に3回ずつくり返す。

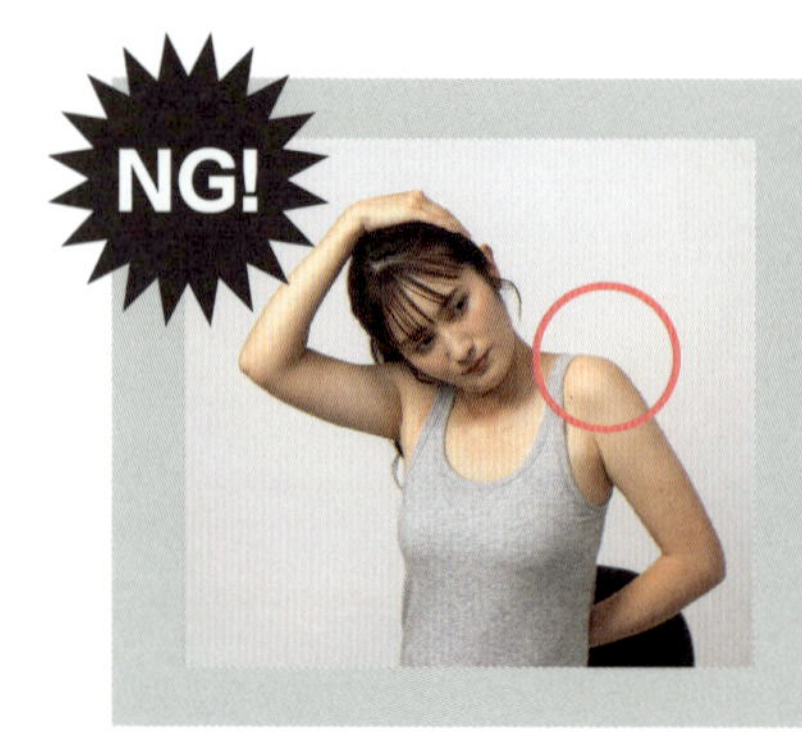

肩が上がるとストレッチ効果が半減！

頭を倒すときに力んで肩が上がっていると、首側面の筋肉をうまく伸ばすことができず、ストレッチ効果が半減。自然に背すじを伸ばし、両肩を下げるよう意識して行うのが◎。

3 背中周辺の筋肉をほぐして肩甲骨の可動域を広げる
タオル上げ下げ

ターゲット部位：広背筋

合計 10回

動画で
くわしく！

肩幅より少し広めにタオルを握る

肩は下げる

1 タオルの両端を持ち、ななめ前に上げる

イスに座り、タオルの両端を肩幅よりも少し広めの位置で握る。腕をななめ前に上げ、背すじを伸ばす。

首の力は抜く
ココを
意識！
肩甲骨を
寄せながら
下ろす

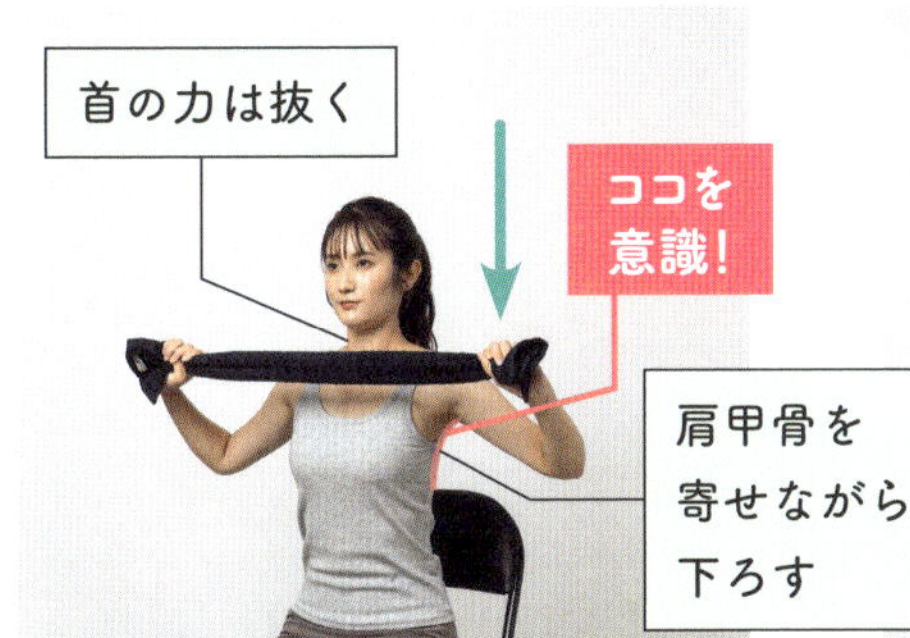

2 腕を引き、肩甲骨を下げながら寄せる

鎖骨の位置に向かって腕を下ろし、肩甲骨を寄せる。

NG!

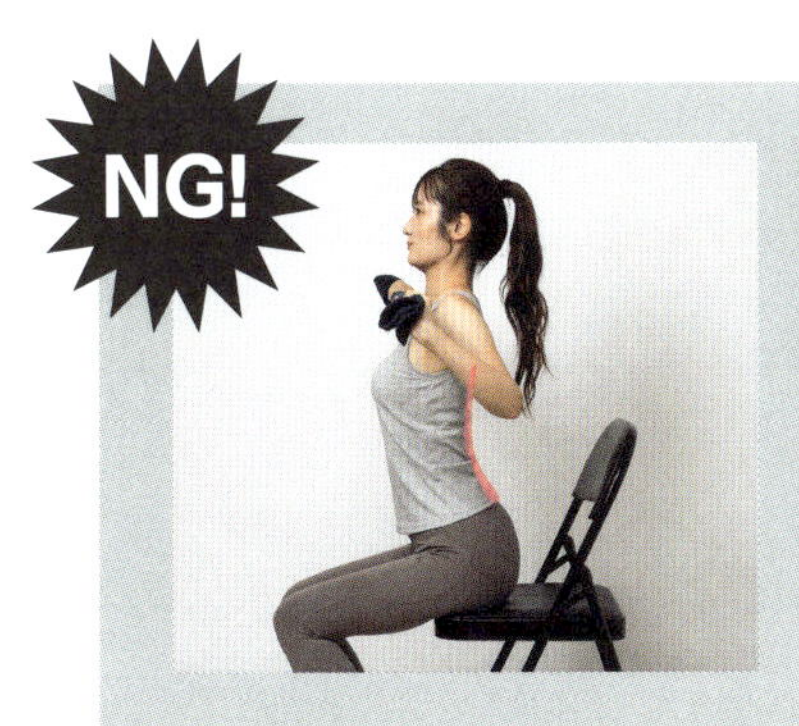

腕に力が入ったり力んで背中が反らないように

腕を下ろすときに腕に力が入っていると、きちんと背中に刺激が届きません。肩甲骨を寄せながら下ろすよう意識し、肩が上がらないようにすると、効果的。

機能改善セルフケア

腰

腰が張って痛みがあったり、長距離を歩くと腰が重だるくなったりする人は、ねこ背などの悪い姿勢で筋肉に負荷がかかっているか、腰周りの筋力が低下しているサイン。ほうっておくと、ますます腰痛が悪化し、椎間板(ついかんばん)ヘルニアや腰部脊柱管狭窄症(ようぶせきちゅうかんきょうさくしょう)といった病気に発展することもあるので注意が必要です。

こうした病気を未然に防ぎ、腰痛を緩和するには、体幹の筋力強化がポイント。体幹を鍛えることで姿勢が整い、腰への負担が軽減し、痛みの緩和につながります。ここで紹介するエクササイズは、どれも気軽に実践できるので、ちょっとしたすき間に行って習慣づけるといいでしょう。

当てはまる人はこのトレーニングがおすすめ！
腰の不調チェックリスト

- □ 腰のハリが気になる
- □ 立ち上がるときに腰が痛む
- □ 長距離を歩くと腰が重だるくなる

1 体幹のインナーマッスルを鍛えて腰痛を撃退！
片手片脚上げ

ターゲット部位：僧帽筋（下部）／多裂筋／腹横筋

左右交互に合計20回

1 四つんばいになり、背すじを伸ばす

動画でくわしく！

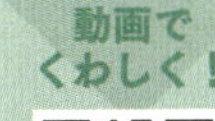

背すじは伸ばす

両手両ひざを床につけ、首からお尻までが一直線になるように背すじを伸ばして四つんばいになる。

2 カラダが一直線になるように、片腕と反対側の脚を上げる

頭・背中・お尻が一直線になるように
ココを意識！
おなかを引き上げるように

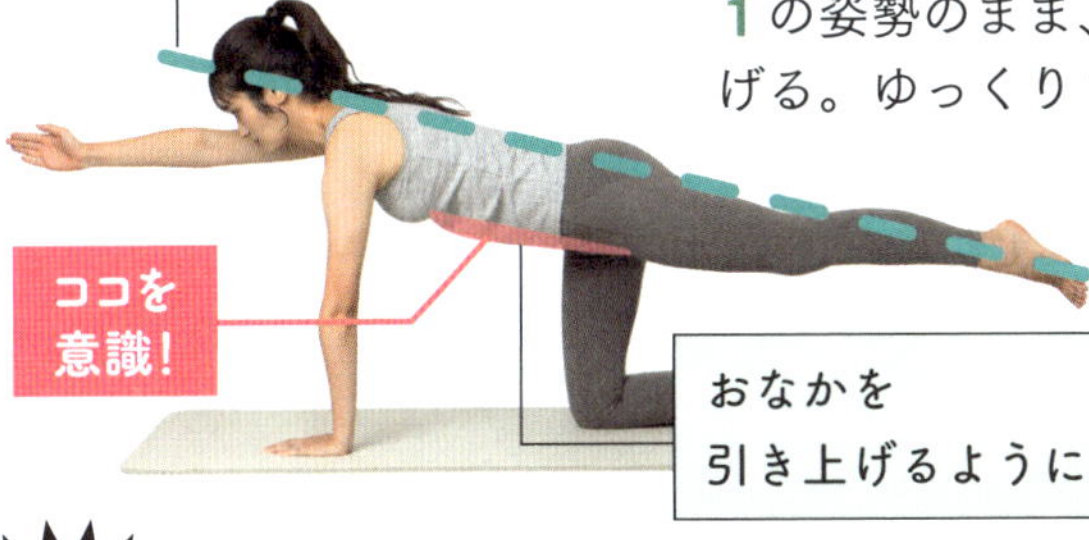

1の姿勢のまま、右腕と左脚を持ち上げる。ゆっくり1の姿勢に戻り、手脚を入れ替えて同様に行う。左右交互に合計20回行う。

NG!

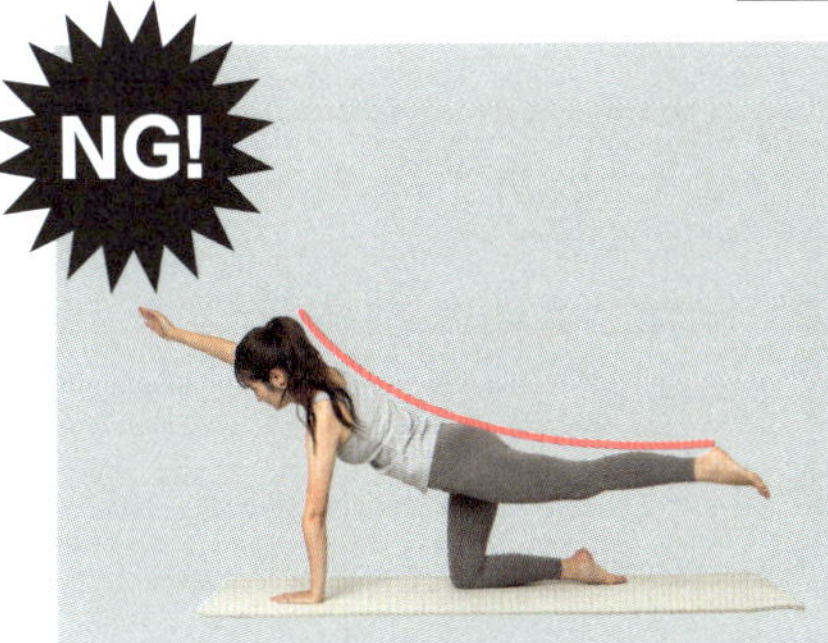

腕と脚を高く上げすぎて背中が反らないように

腕や脚を高く上げすぎると、姿勢が崩れ、腹筋や背筋に力が入らなくなってしまう。腕や脚は遠くに伸ばすイメージで、カラダを一直線にするのがポイント。

2

腰を支える体幹を強化して腰痛予防！

あお向け手脚伸ばし

ターゲット部位：腹筋群

左右交互に合計20回

1 あお向けになって両手を上げ、両ひざを直角に曲げる

動画でくわしく！

あお向けになって両手をまっすぐ上げ、股関節とひざを90度に曲げる。このとき、肩、背中、腰が床から浮かないよう注意。

両手はまっすぐ上に
あごは軽く引く
ひざと股関節が90度になるように
肩・背中・腰は床につける
手は遠くに伸ばす
ココを意識！
片ひざは90度をキープ
脚は遠くに伸ばす

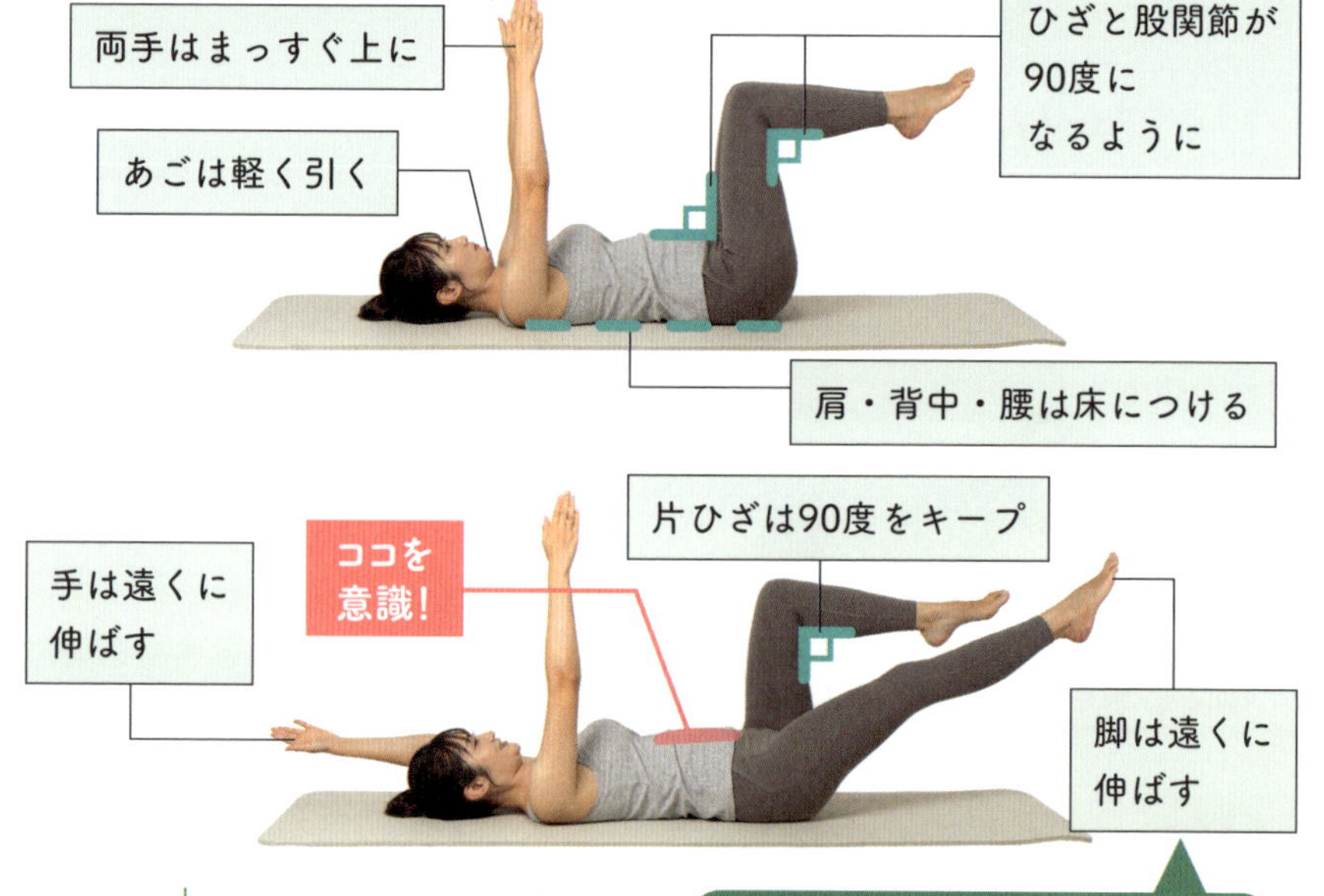

2 片手を倒しながら反対側の脚をななめに伸ばす

片手をまっすぐ伸ばしたまま頭上へ下ろし、反対側の脚をななめ45度に伸ばす。手脚を入れ替えて同様に行う。左右交互に合計20回行う。

POINT!

- 伸ばした脚を高く上げすぎると、腰が反って効果が半減。脚を遠くに伸ばすイメージでなため上に上げるのが目安。

3 腰痛・ひざ痛を一挙改善！ お尻も鍛える お尻持ち上げ

ターゲット部位：内転筋／大臀筋／ハムストリングス

合計10回

1 ひざにボールをはさんであお向けになる

あお向けになって両ひざを立て、足を腰幅に開いてボールをはさむ（ボールがない場合はクッションなどでもOK）。

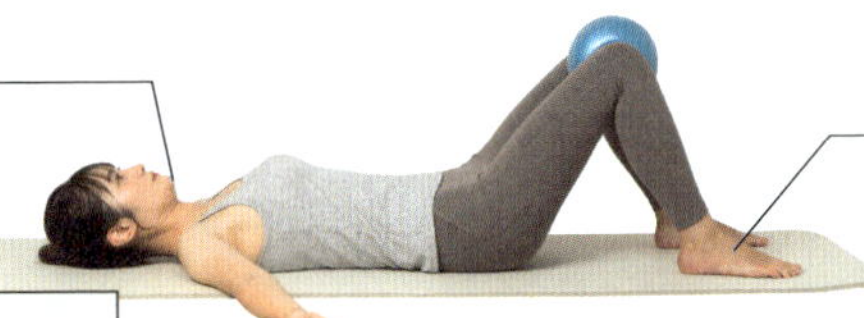

あごは軽く引く

足は腰幅に開く

手のひらは上向きに

2 ゆっくりお尻を持ち上げる

ココを意識！

肩、骨盤、ひざが一直線になるようにかかとで床を押しながら5秒キープ

肩、股関節、ひざを結ぶ線が一直線になるように、かかとで床を押しながらゆっくりお尻を持ち上げる。5秒キープし、ボールを落とさないように注意しながら**1**に戻る。これを合計10回くり返す。

NG!

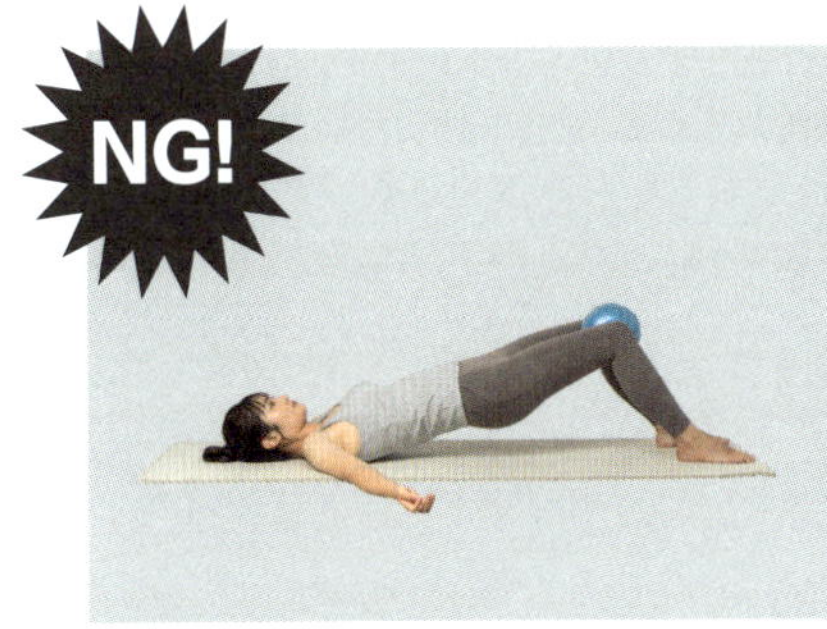

両足を置く位置に注意！
ひざの角度は90度を意識して

ひざを曲げる角度が広すぎると、内ももやお尻ではなく、太ももの裏側やふくらはぎに力が入ってしまう。

機能改善セルフケア

ひざ

加齢とともに多くの人が訴えるひざの痛みが、「変形性膝関節症」です。これは、加齢にともなう筋力の低下や軟骨の老化、肥満、姿勢の悪さなどにより、ひざを衝撃から守るクッションの役割を担う軟骨がすりへることで起こります。一度すりへった軟骨は元に戻らないため、早期発見・治療が重要です。痛みが続く場合は、一度専門医を受診しましょう。

両脚の中でも、太ももの前側にある大腿四頭筋や、骨盤から内ももに沿うようについている内転筋は、ひざを支えるのに重要な筋肉です。これらの筋肉にアプローチし、柔軟性を保ちながら筋力アップさせましょう。

当てはまる人はこのトレーニングがおすすめ！
ひざの不調チェックリスト

- □ 正座ができない
- □ ひざ裏のハリが気になる
- □ 階段を下りるときにひざが痛むことがある

1 内転筋を鍛えてひざを内側から強力にサポート
内ももはさみ

ターゲット部位：内転筋

合計10回

動画でくわしく！

背すじはまっすぐ
ひざの間にボールをはさむ
ココを意識！

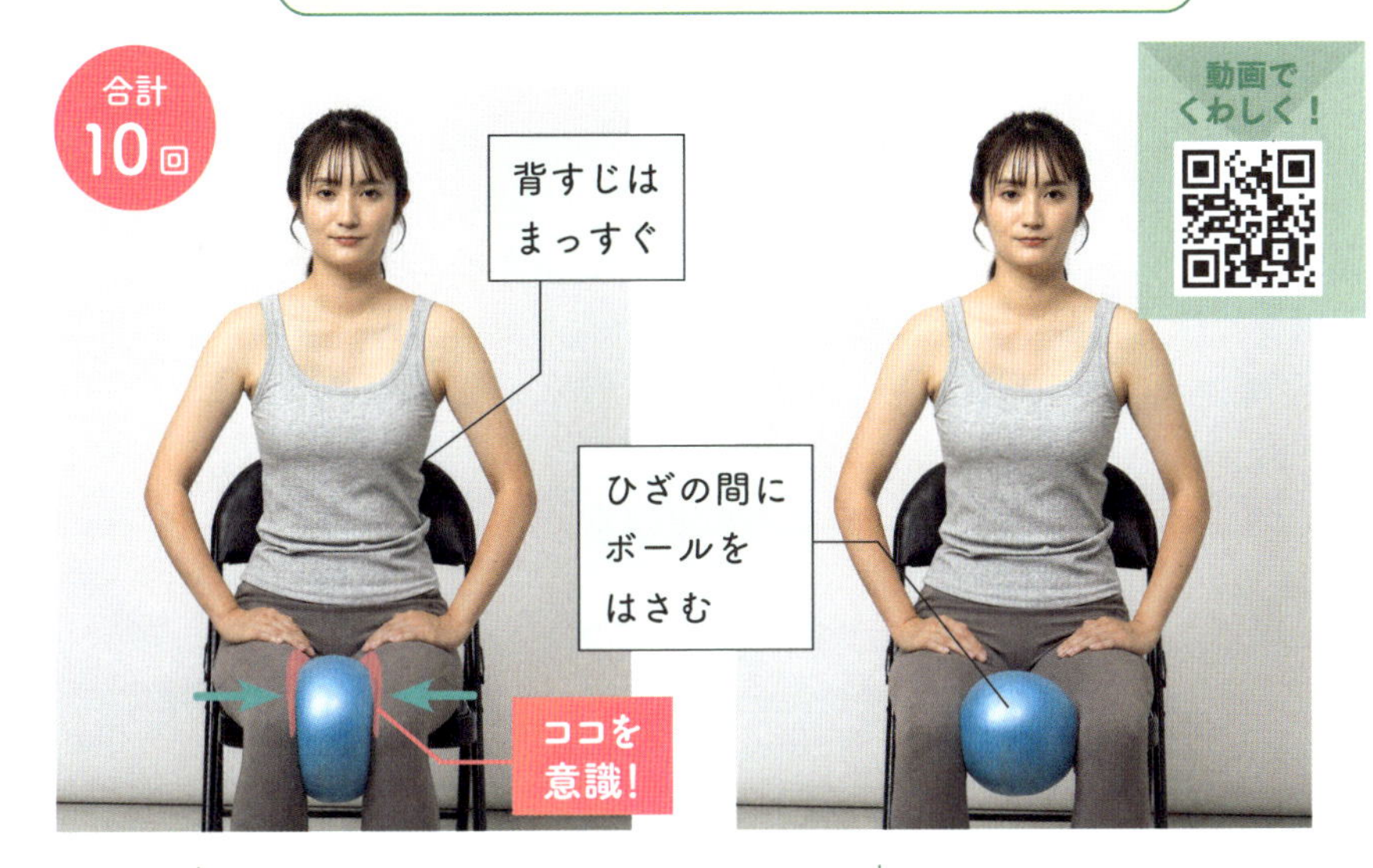

1 イスに座り両ひざの間にボールをはさむ

イスに座り、自然に背すじを伸ばしてひざとひざの間にボールをはさむ（ボールがない場合はクッションなどでもOK）。

2 内ももを寄せてボールをつぶす

両ももを寄せてボールをつぶしながら3秒キープし、ゆっくり元に戻す。これを合計10回くり返す。

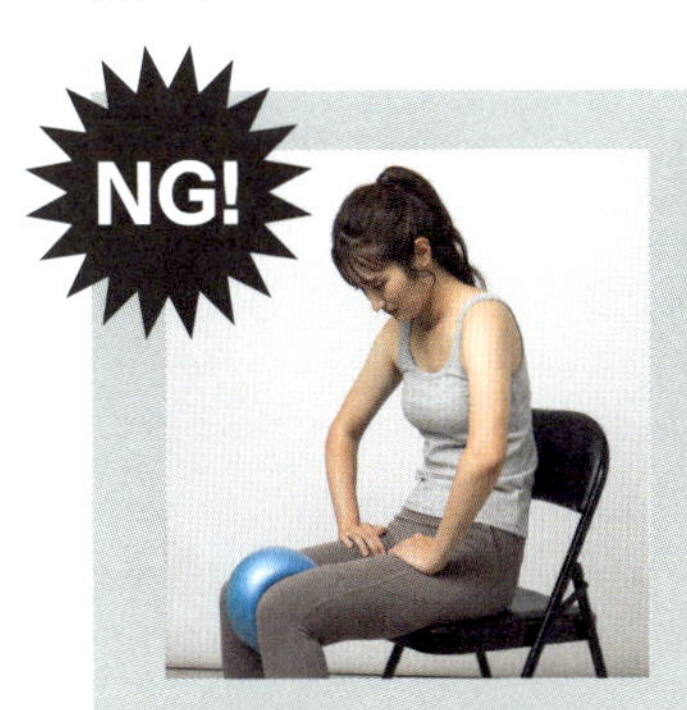

NG!

ボールをつぶすときに背中が丸まらないように

ボールをつぶす際、しっかりつぶそうとして力を込めすぎると、腹筋を過剰に使いすぎて内転筋をきちんと鍛えらなくなるので注意。

2

脚を上げ下げするだけでインナーマッスルを強化

あお向け片脚上げ

ターゲット部位： 腸腰筋／大腿四頭筋

左右それぞれ合計20回

動画でくわしく！

1 あお向けになり、片ひざを曲げる

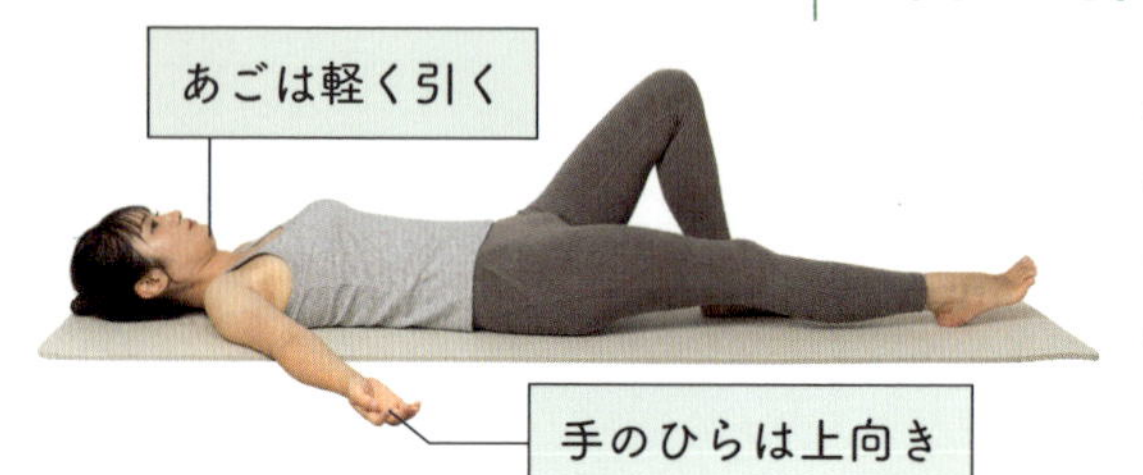

あお向けになり、片ひざを立てる。手のひらは上向きにし、あごは軽く引く。

2 片脚をゆっくり上げ、元に戻す

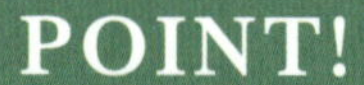

足首を直角に曲げ、伸ばしている脚を、反対側の太ももと同じ高さまで持ち上げ、3秒キープして**1**に戻る。これを左右それぞれ合計20回行う。

POINT!

ゆっくり丁寧に脚を上げ下げする

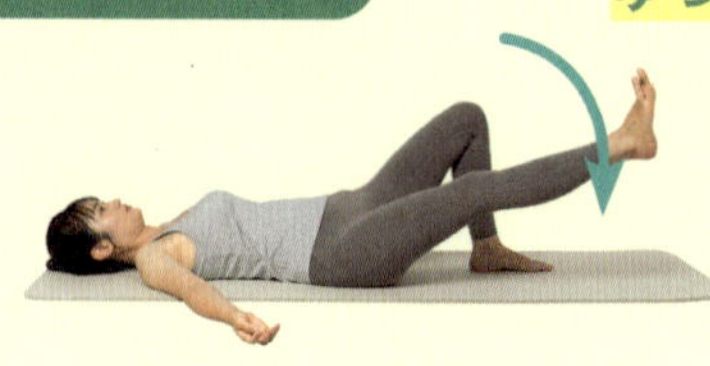

脚を上げるときも下げるときも腹筋に力を込めてゆっくりと下げる。勢いよく下げると腹筋が抜けて骨盤が開きやすいので注意。

3 ひざ周りの筋肉を強化する タオルつぶし

ターゲット部位：大腿四頭筋（内側広筋）

左右10回ずつ×3セット

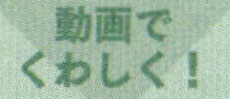

1 片ひざを立て、反対側のひざをタオルにのせる

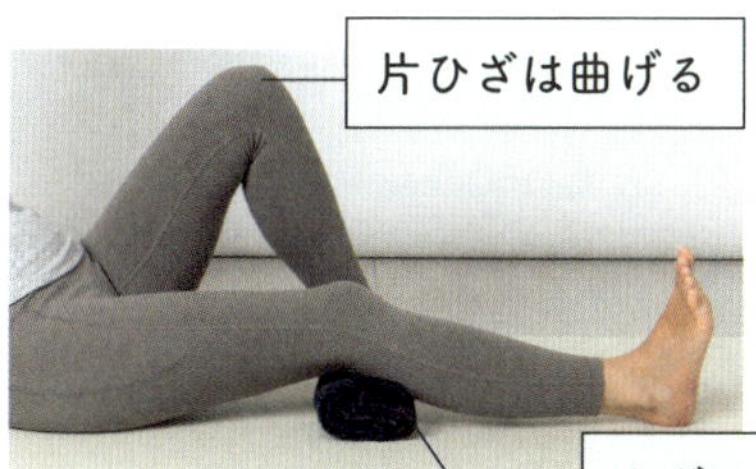

両脚を伸ばして座り、片ひざを立てる。伸ばしているほうのひざ裏に、巻いたタオルをはさむ。

※事前にフェイスタオルを用意し、くるくると巻いておく。

2 ひざを伸ばし、ひざ裏でタオルを押しつぶす

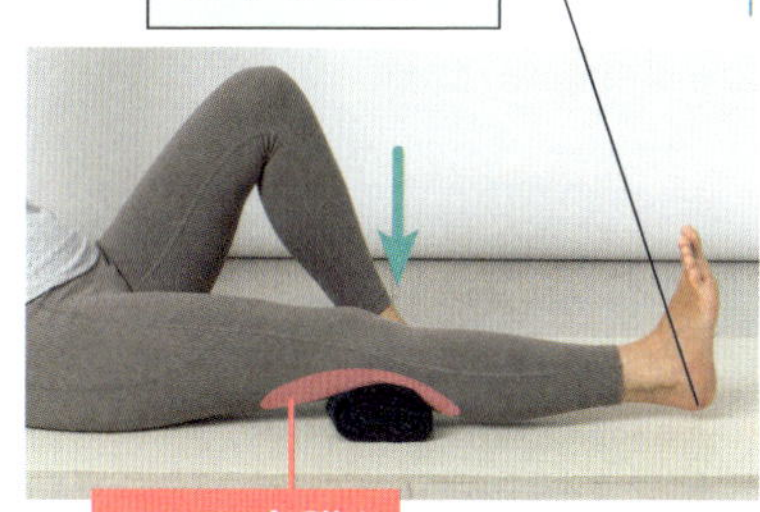

かかとを突き出すように
ココを意識！

伸ばしている脚のひざ裏をさらに伸ばし、ひざ裏でタオルを押しつぶすように力を込める。5秒キープし、力をゆるめる。これを10回くり返し、反対側の脚も同様に行う。これを3セット行う。

POINT!

上半身に力が入らないように もも裏からひざ裏を意識して

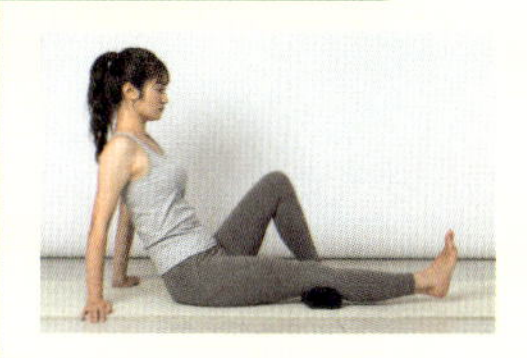

上半身の力を抜き、手のひらを床につけてリラックスして行うのがコツ。ふだん意識しないもも裏からひざ裏をじっくり気持ちよく伸ばす。

COLUMN

筋トレをする人は老けにくい!?

無理なく続けられる筋トレで一生若々しさを保てる

筋肉は、私たちのカラダの中で唯一、「何歳からでもふやせる」器官です。実際、70代でも80代でも90代でも、筋トレで筋肉をふやせることがさまざまな研究で証明されています。

筋トレを習慣づけ、筋肉量を維持している人は、さまざまな健康効果が実感できます。いわば、「若返り効果」です。というのも、筋肉は単なる運動器官ではなく、重要なサイトカイン（生理活性物質）の生成器官でもあるからです。筋肉から分泌されるサイトカインの総称を「マイオカイン」といい、体内で多くのポジティブな作用をもたらします。

たとえば、マイオカインは、炎症を抑制したり、免疫機能を改善したりする効果があります。また、代謝を向上させ、糖尿病のリスクを下げる働きもあるため、生活習慣病予防に役立ちます。さらに、マイオカインは脳にもよい影響を与え、認知機能の維持・向上に貢献することがわかっています。これは、年齢を重ねても元気で、活動的な生活を送るためのカギとなります。

とくに高齢者にとっては、筋肉量の減少がフレイル（虚弱）や転倒リスクの増加につながるため、筋トレはその対策としてひじょうに有用です。筋トレを定期的に行い、筋肉をふやすことで、日常生活の質が向上し、自立した生活を長く送ることが可能となります。無理なく続けられる筋トレを習慣づけ、一生若々しさを保ちましょう。

第3章

痛みが消えて
もっと歩ける!
100年ウォーキング

カラダを支える土台である足裏は、全身の健康のバロメーター。いつまでも元気に歩き続けるためのセルフケアを紹介。

足裏の筋力の衰えが歩く力を弱らせる

私たちはふだん、当たり前のように「歩く」という動作をしていますが、実は歩くことは、カラダの複雑なメカニズムによって成り立っているとても高度な技術なのです。

歩くときは、まず脳から「歩く」という指令が出され、神経によって筋肉へと伝達されます。それにより、歩くために必要な全身の筋肉が収縮され、筋肉の収縮によって生まれる力が腱から骨に伝えられ、骨が関節を軸に回転することで歩くという動作が成立します。このように、脳↓神経↓筋肉↓腱↓骨↓関節がリレーのようにバトンを渡してはじめて、歩くことができるのです。

また、歩くという動作は、一見、右脚と左脚を交互に進めるだけの単純な動きのように見えますが、実際はかかとの中央から着地し、足裏の外側を通って母趾球（足の親指の付け根にある丸いふくらみ）で蹴り上げて次の一歩を踏み出すというように、足裏の重心移動を巧みに使うことで成立しています。

足裏には、足底筋群（そくていきんぐん）と呼ばれる10個の筋肉がついており、足裏を支えて足指を動かし、体重移動の際の衝撃を和らげる働きを担っています。

また、足裏は二足歩行する私たち人間にとって、唯一地面と接する土台となる部分です。そのため、**足底筋群が衰えれば当然直立時のバランスが崩れやすくなり、転倒のリスクも上がります。**

加齢によって背筋や腹筋が衰えるのと同じように、足裏の筋肉も年齢とともにだんだんと衰えていきます。

さらに現代人は、**ひと昔前にくらべて裸足で歩く機会がへり、締め付けの強い靴や靴下をはくこともふえたため、足裏が衰えやすくなっています。**

足裏の衰えは、扁平足（へんぺいそく）や外反母趾（がいはんぼし）といった足指の変形にも大きく影響を及ぼしますが、足指が変形すると地面をしっかり踏みしめることができずに重心が崩れて姿勢が歪み、それによってひざや腰などの痛みが引き起こされます。

このように、どんどん悪循環に陥ってしまいます。こうした負の連鎖を断ち切るためにも、**カラダの土台となる足裏を鍛え、動きをよくするメンテナンスが必要です。**

足指の動きをよくすると、どんどん歩ける

健康な状態の足裏は、完全な平らではなく土踏まずの部分が地面から少し浮くような形でアーチ状になっています。足裏のアーチには、母趾球と小趾球（足の小指の付け根にある丸いふくらみ）をつなぐ横アーチと、母趾球からかかとまでを結ぶ内側縦アーチ（土踏まず）、小趾球とかかとを結ぶ外側縦アーチの３つのアーチがあり、それぞれが体重を吸収・分散するためのクッションの役割と、歩行をスムーズにするバネの役割を果たし、安定した歩行をサポートしています。足裏の筋肉が衰えるなどの理由でこのアーチが崩れると、足指が変形してクッションとバネの役割がうまく働かなくなり、歩行機能も低下していきます。注意したい足指の変形は、おもに以下の４つです。

①扁平足…足の裏の土踏まずの部分がつぶれて平らになった状態。
②外反母趾…足の親指（母趾）が、人差し指側に曲がり「く」の字に変形した状態。
③内反小趾…小指（小趾）の足先が、薬指側に向かって「く」の字に変形した状態。
④開張足…足の指が横に広がり、横アーチが崩れた状態。

足指の変形の原因には、遺伝などといった先天的な要因と、足指や足裏の筋力の低下や間違った靴選び、間違った歩き方のクセなどといった後天的な要因があります。サイズの合っていない靴やつま先の細いパンプス、つま先が圧迫されるヒールの高い靴などを長時間履くと足指が変形する原因となるので注意しましょう。

自分の足裏をチェックして①～④に当てはまる場合は、足指が変形している可能性があるので、早期の対策が必要です。また、**足の指で「グー・チョキ・パー」の形が上手に作れないという人は、足指や足裏の筋力が低下しているサイン。**放置しておくといずれ足指の変形に発展する可能性があるので、「足裏体操」（↓P.88～）で、足指と足裏の柔軟性を取り戻しましょう。

レセプターを刺激して足裏の感覚を取り戻す

足の裏には、「メカノレセプター」という平衡感覚を働かせるセンサーが存在します。「メカノレセプター」は、地面が傾いていたり、凸凹していたりするなど、細かい地面の情報を感じるセンサーで、「足のどこに体重がかかっているのか」や「障害物があるかないか」などを感知し、その情報を脳へ送っています。

バランスを崩したときなどは、その情報が脳へと送られ、それをもとに転倒しないための姿勢を保つ指令が脳からカラダへ送られることで、私たちは転倒せずにバランスを保つことができています。

「メカノレセプター」の感度が落ち、正しくセンサーが働かなくなると、転倒しそうになったときに脳からの指令が正しく送られないため、転倒のリスクが上がります。

歳をとると転びやすくなるのは、体幹（頭や首、手脚を除いた胴体全体）や両脚の筋力低下によるのはもちろんのこと、「メカノレセプター」が正常に働かなくなることも原因のひとつというわけです。

メカノレセプターは、足の親指や母趾球から小趾球周辺、かかと付近に多いので、足裏を刺激したり、足の指を動かしたりすることで活性化されます。「足裏体操」（↓P．88〜）は、足裏の筋力を鍛えるとともに、「メカノレセプター」を刺激するのにも効果的です。また、心臓から最も遠いところにあり、重力の影響を受けやすい足先は、血液の流れが滞りやすく、冷えやむくみの症状が出やすい部位ですが、足裏を刺激すると血流がよくなり、こうした症状も緩和されます。血流がよくなることで代謝が上がり、自律神経も整いやすくなるので、ダイエットや美容にもよい効果をもたらしてくれるでしょう。

そして、足裏と一緒に鍛えたいのが足指です。**「足裏体操」で縮こまっていた足指がきちんと伸びるようになり、地面をしっかりと捉えることができれば、カラダの土台が安定して姿勢も整います。**「足裏体操」で足裏と足指を整えて、しっかり地面を踏みしめられる足を目指しましょう。

足の土台を強化する「足裏体操」

足裏の衰えた筋力を取り戻し、メカノレセプターの感度を高めながら、柔軟な足指を作ることで、カラダの土台が安定し、歩く動作が格段にスムーズに行えるようになります。

次ページから紹介する「足首回し」「足指じゃんけん」「タオルつかみ」の3つの足裏体操は、私のクリニックでも実際に患者さんに取り組んでいただき、確かな効果を得ている足裏の機能改善体操です。足裏の筋力が低下していたり、筋肉がかたくなっていたりすると、最初はうまく「グー・チョキ・パー」の形ができなかったり、タオルをつかむことができなかったりするかもしれません。**継続して行うことでだんだんと足裏の柔軟性がよみがえり、できるようになってくるはず。**あせらず自分のペースでトライしてみましょう。

1 末端の血流を促し動きをよくする
足首回し

ターゲット部位：足底筋群／前脛骨筋

動画でくわしく！

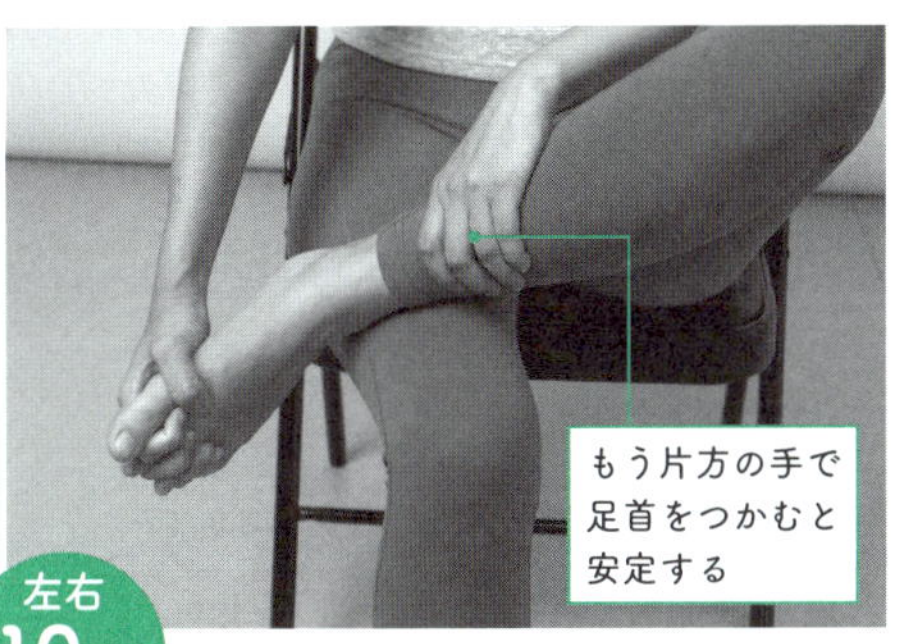

1 イスに座って片方の足指と手指を握手するように組む

イスに座り、片方のひざに反対の足首を軽くかけ、かけたほうの足指と、反対側の手指をしっかりと組む。

左右10回ずつ

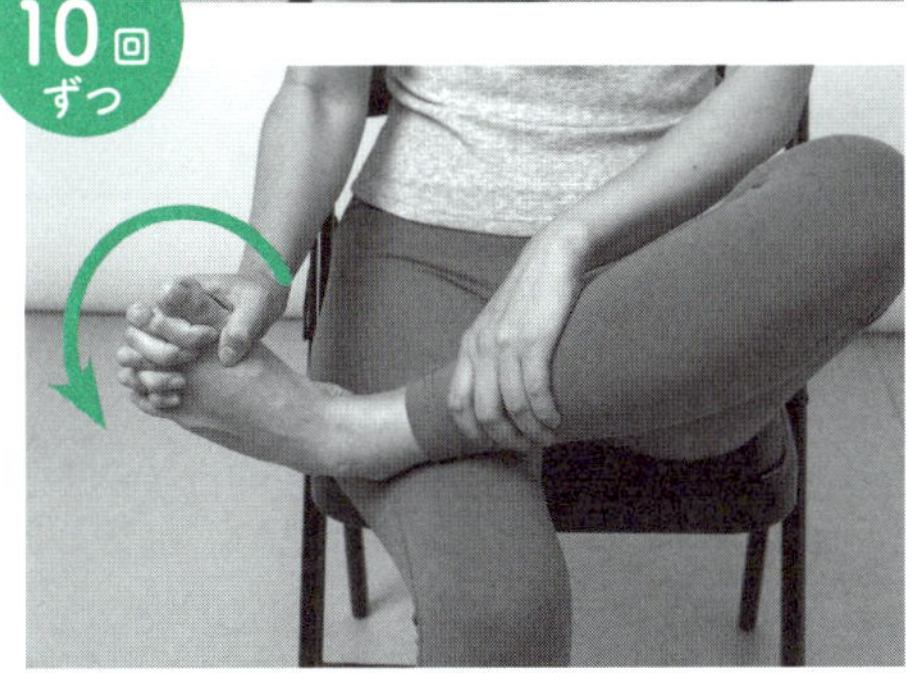

2 大きな円を描くように足首を回す

組んだ手足を足首から大きく外側に回し、反対方向も同様に回す。これを10回ずつくり返し、反対の手足も同様に行う。

POINT!

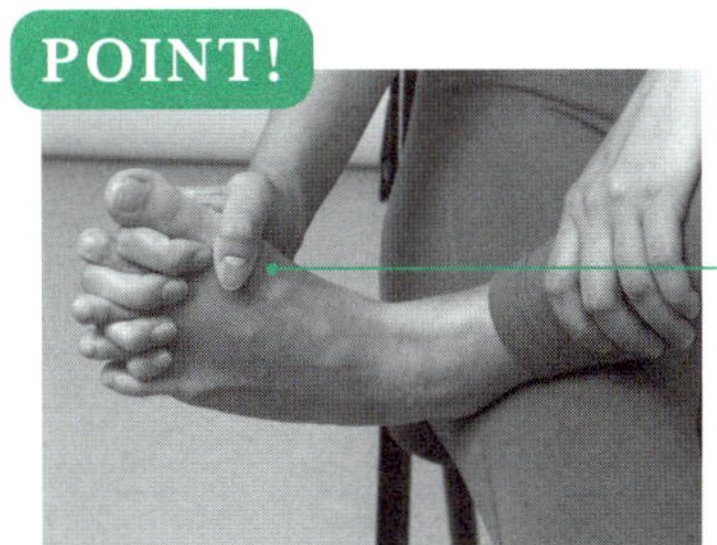

2 足指をリズミカルにグー・チョキ・パーと動かす

足指じゃんけん

動画でくわしく!

ターゲット部位:足底筋群

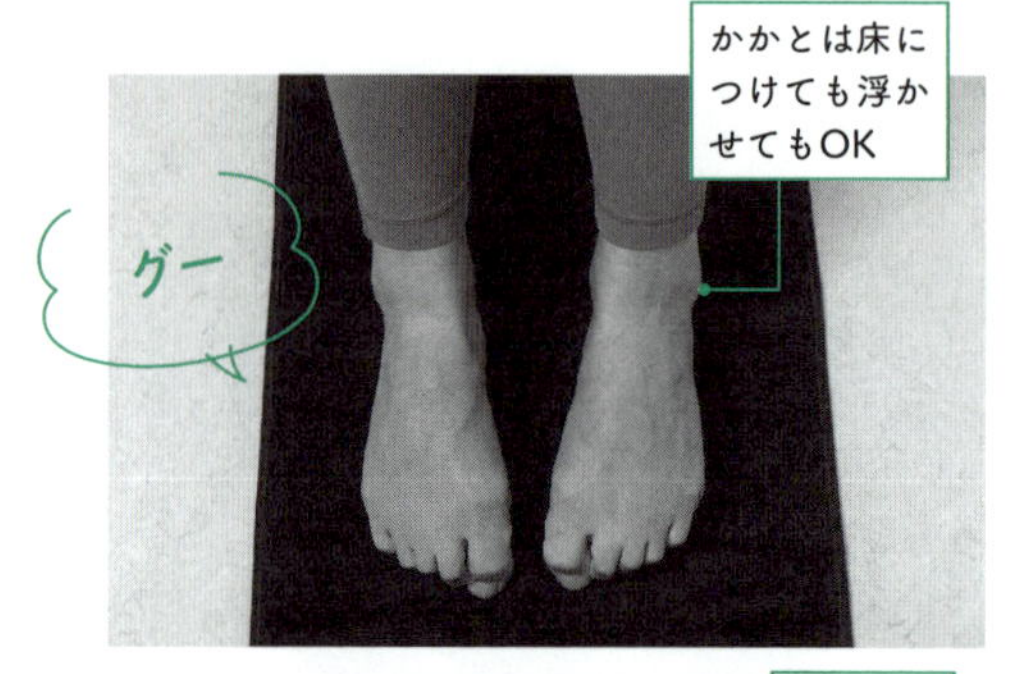

1 足指を折り曲げて「グー」を作る

イスに座り、両方の足指を折り曲げて「グー」の形を作る。

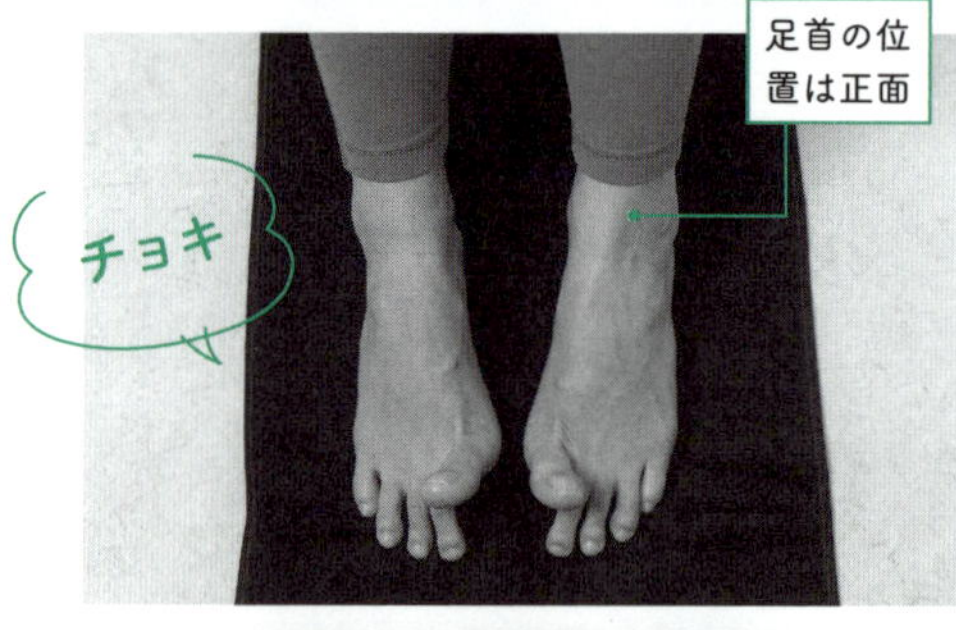

2 足の親指と人差し指で「チョキ」を作る

足首が外側に返らないよう注意して、足の親指を大きく上げ、人差し指とで「チョキ」の形を作る。

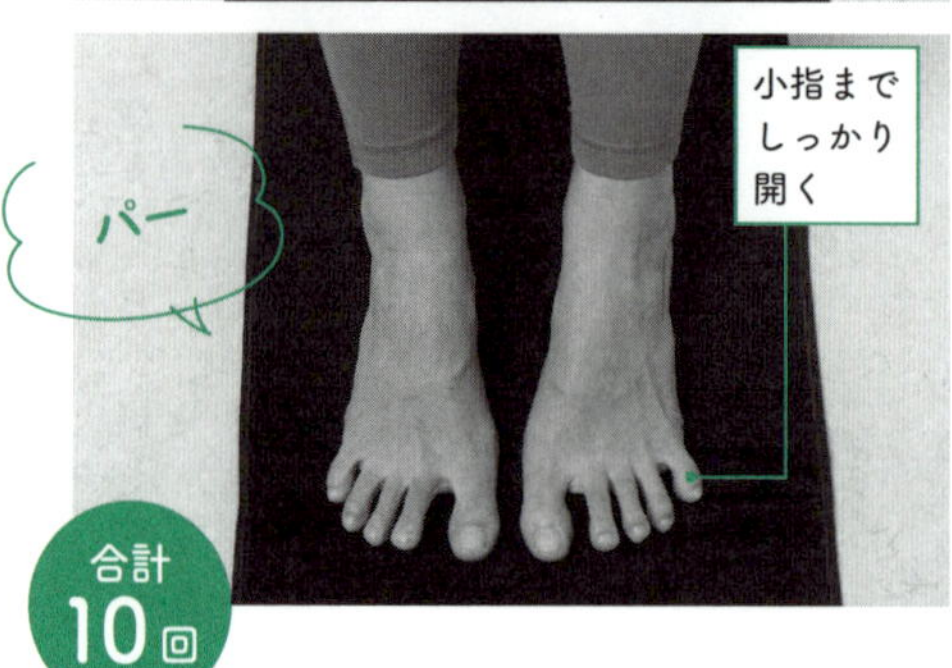

合計10回

3 足指を広げて「パー」を作る

足の指を横に大きく広げ、「パー」の形を作る。**1〜3**を1セットとして合計10回くり返す。

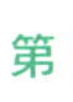

3 足指でタオルをつかんで足裏の深層筋を鍛える
タオルつかみ

ターゲット部位：足底筋群

動画でくわしく！

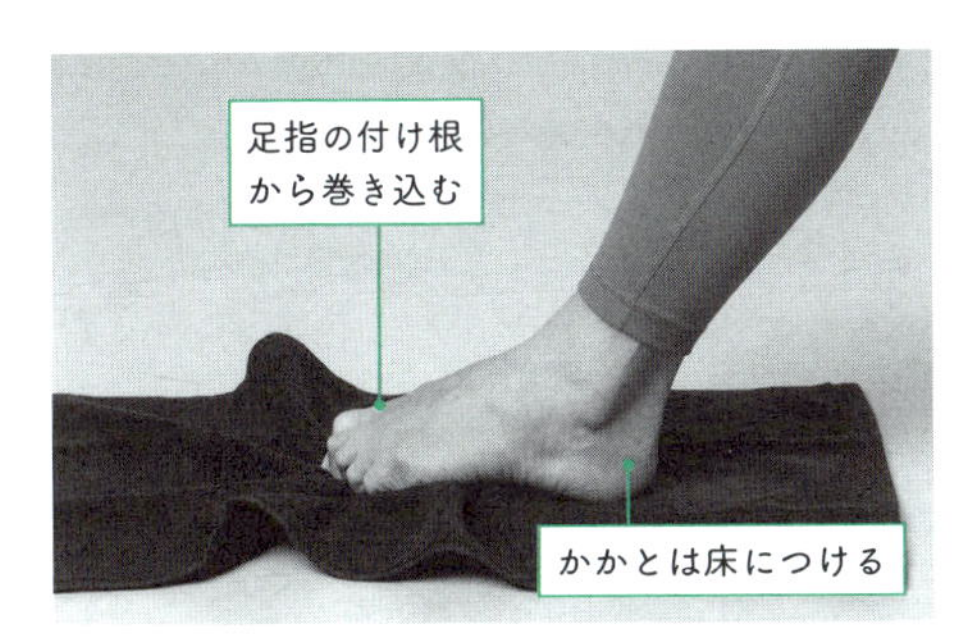

1 足指全体でタオルをつかむ

タオルを床に敷き、タオルの手前に片足をのせ、足指全体でタオルをつかみ、かき寄せる。

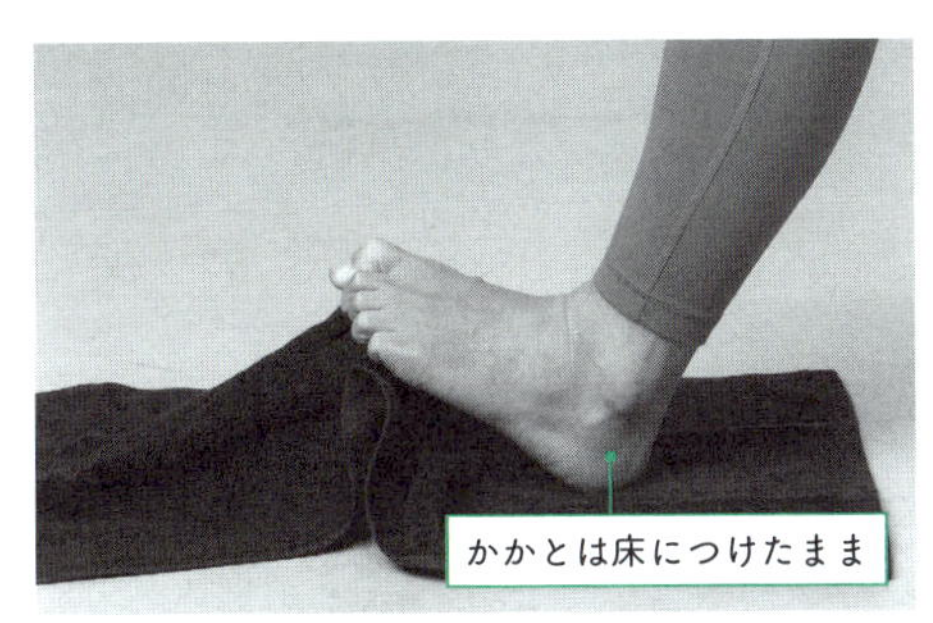

2 足指でつかんだタオルを持ち上げる

つかんだタオルを足指でつまみ上げるようにして持ち上げる。

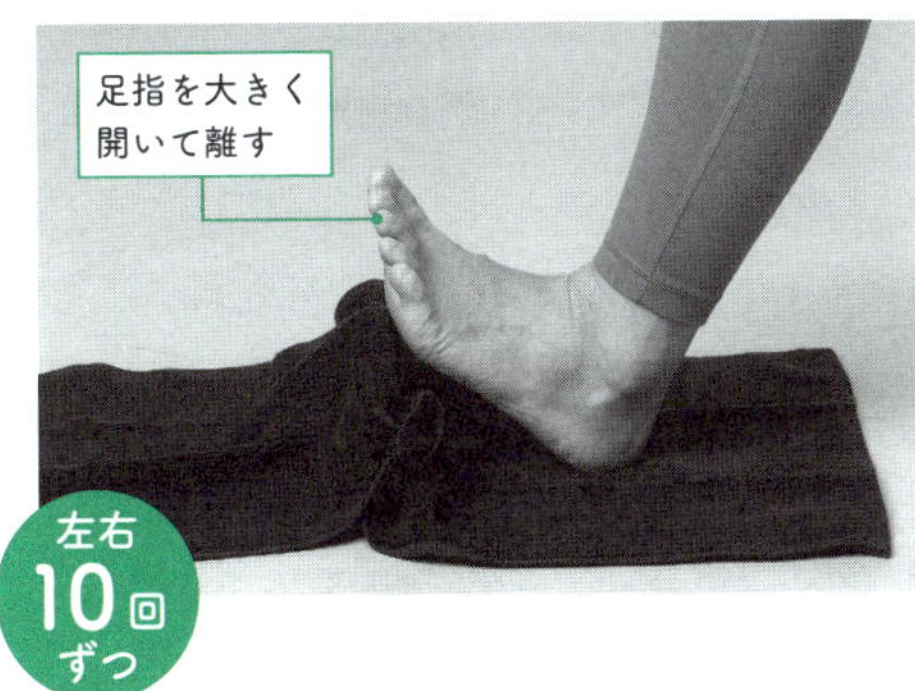

3 足指を開いてタオルを離す

足指を大きく開いてタオルを離す。**1**～**3**を10回くり返し、反対の足も同様に行う。

左右10回ずつ

ウォーキングの正しいフォームを再確認してみよう

ウォーキングが健康によい効果をもたらすことは、世界中のさまざまな研究で報告されており、ウォーキングを毎日の習慣にしているという人も多いでしょう。しかし、**間違ったフォームのまま歩いていると、効果が半減してしまうばかりか、カラダを痛める原因となることもありますから、チェックしてみましょう。**

ウォーキングをするときは、まずおなかを引っ込めて背すじを伸ばし、あごを軽く引いて視線は正面を見ます。腕は肩甲骨の付け根から大きく振り、足を一歩前に出したらかかとから着地して足裏の内側のキワを通り、母趾球で蹴り上げるイメージで、次の一歩を踏み出しましょう。**内側重心がポイントです。**歩幅は少し広めにとり、テンポよく歩くのが理想的です。慣れるまでは姿勢が崩れやすいので、歩数や時間はあまり気にせずに、正しいフォームで歩くことを意識して歩いてみましょう。

[正しい歩き方]

OK!
肩甲骨を意識して腕を振る
あごは軽く引く
背すじは自然に伸ばす
おなかは引っ込める
歩幅は少し広め
かかとから着地する
親指で蹴り上げる

NG!
目線が下
前傾姿勢
ひじが伸びている
歩幅が狭い

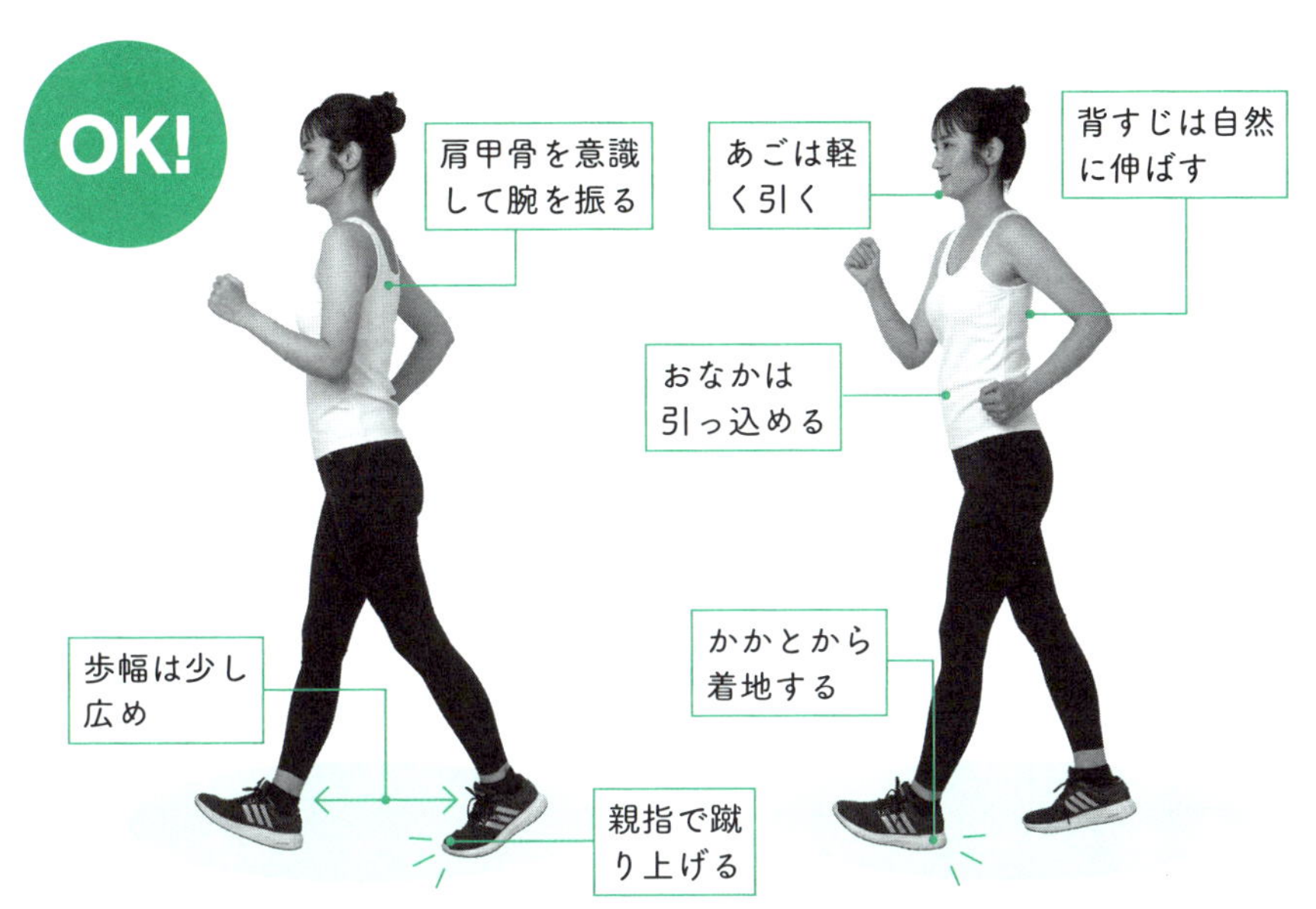

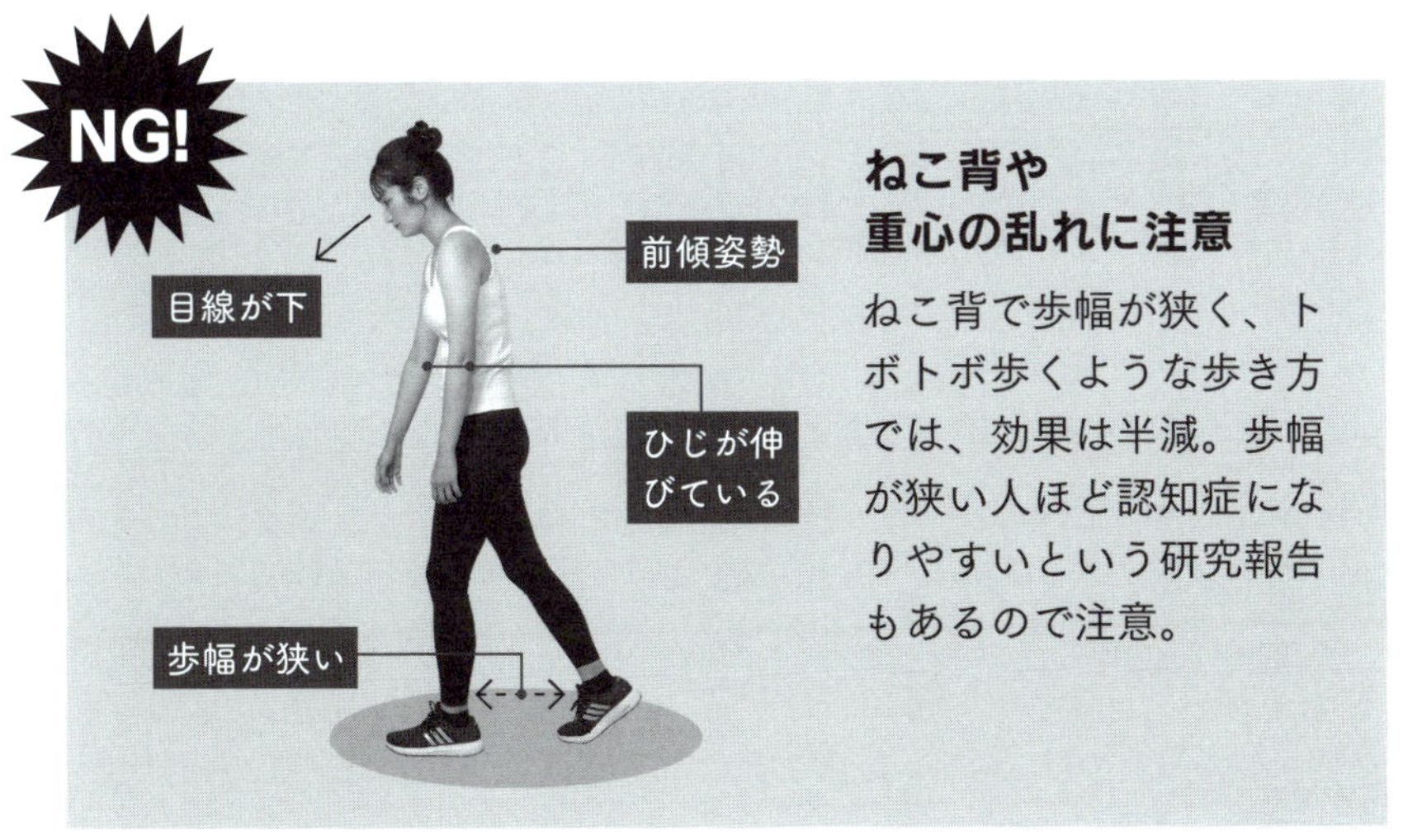

ねこ背や重心の乱れに注意

ねこ背で歩幅が狭く、トボトボ歩くような歩き方では、効果は半減。歩幅が狭い人ほど認知症になりやすいという研究報告もあるので注意。

週3～4回の30分ウォーキングで健康効果がアップ！

正しいフォームで歩くことに慣れてきたら、1日の歩数や時間などを意識し、目標を決めて行うとさらに高い健康効果が期待できます。

1日の理想的な歩数や時間には諸説ありますが、ハーバード大学の研究によると、高齢女性の場合、「1日4400歩程度歩く人は2500歩以下の人より死亡リスクが41％低い」とされています。さらに、歩数がふえると死亡リスクが低下するが、7500歩で最もリスクが低くなり、それ以上は頭打ちになったと報告されています。

また、中之条研究と呼ばれる、群馬県中之条町の65歳以上の全住民である5000人を対象に行った大規模調査によると、**「1年の1日平均歩数が8000歩以上で、そのうち、その人にとっての中強度活動（速歩きなど）時間が20分以上含まれていることで、健康維持や増進、健康寿命をのばす効果が期待できる」**ことがわかってきま

した。

こうしたことから、健康増進のための1日のウォーキングの目安は7500～8000歩程度で、できれば少し負荷の高い速めのテンポで軽快に歩くと、より高い健康効果を得ることができると考えられます。また、**歩くときは、呼吸が浅くならないよう鼻から大きく息を吸い、口からゆっくり吐ききる腹式呼吸を意識しましょう。**心肺機能が高まり、血流がよくなることで、全身の健康効果が高まります。

歩く頻度については、毎日歩ければ理想的ですが、週に3～4日ほどでよいと考えています。また、1日の目標歩数を一度に歩かなければ効果がないと考えている人も多いのですが、必ずしもそうである必要はありません。1日4000歩ずつ朝と夕方の2回に分けるなど、こまぎれで歩いても十分に健康効果は得られるので、安心して取り組んでください。

大切なのは、毎日のライフスタイルに合わせて無理なく継続することです。まずは本書の「これだけ体操」（↓P．49～）で、「姿勢」「バランス力」「筋力」の3つの機能を高めることが何より先決。そのうえで余裕があれば、補助的な意味で、ウォーキングを取り入れるとよいでしょう。

5本指ソックスで足指の可動域が広がり、100年歩ける！

ふだんの生活に取り入れるだけで、歩く力を無理せず鍛えられる簡単な方法があります。それは、**靴下を5本指ソックスに替えること。**一般的な、指が分かれていないタイプの靴下では、足指を自由に動かしにくく、筋力は衰える一方。歩行機能が低下する要因のひとつになっています。とくに締めつけの強い靴下などは、足の親指と小指が圧迫されて内側に入りやすく、足裏の変形を助長してしまうこともあります。

そこで私がおすすめしているのが、足指が1本ずつ分かれている5本指のソックスです。これなら足指を自由に動かすことができるので、足指の筋力低下が防げます。

また、**足指1本1本に力を込めて地面を捉えやすくなるので、転倒防止やバランス力の向上にもつながります。**さらに、足先までそれぞれの足指を1本ずつ包み込むことで血液循環が促され、冷えやむくみの予防・改善などにも効果が期待できます。

第4章

100年歩けるカラダを作る食事と生活

シニアの低栄養を防ぎ、健康寿命をのばすエビデンスのある食事や生活のコツを紹介。
日常生活にすぐに活かせる！

無自覚の栄養不足が健康寿命を縮める！

現代の日本において、低栄養が社会問題になっているというと、驚かれるかもしれません。低栄養とは、栄養不足や栄養失調のこと。生命活動に必要な栄養がきちんとされていない人がふえているというのです。

厚生労働省の令和元年「国民健康・栄養調査の概要」によると、**65歳以上の低栄養傾向の割合は、男性で12・4％、女性20・7％、85歳以上では男性17・2％、女性27・9％となり、年齢が上がるにつれて低栄養状態に陥るリスクが高まることがわかります。**こうした背景には、加齢とともに消化機能や嚥下機能（物を飲み込み、胃に送る働き）が低下し、食事量がへり、必要な栄養がきちんと確保できなくなってしまうということがあります。三食とっていても、食事作りがおっくうで、おにぎりだけ、菓子パンとコーヒーだけなど、偏った食べ方をしているシニアも少なくありません。

低栄養の状態が続くと、カラダを動かすエネルギー源が不足して体力が落ち、次第に体重が減少し、筋力も低下してロコモティブシンドローム（運動器の障害による移動機能の低下）やサルコペニア（筋肉の衰え）などを引き起こし、やがては要介護への道に突き進んでしまうでしょう。BMI（体格指数）が「やせ」の範囲である18・5未満になると、死亡率が上がるという研究データも報告されています。

反対に、太りすぎも健康寿命を縮める大きな要因のひとつです。中高年の男性に多いメタボリックシンドロームは、動脈硬化（動脈がかたくなること）を促進させ、心臓病や脳卒中（脳の血管が詰まったり、破れたりする病気）を引き起こす原因となります。**健康寿命をのばすには、必要な栄養素を過不足なく適正量摂取することが基本です。**本来、人体の約6割は水分が占めており、残りの約4割で骨や筋肉などのカラダを構成しています。そのうちたんぱく質が40％以上を占めており、人体は大半がたんぱく質でできているといえます。たんぱく質は、筋肉をはじめ臓器、皮膚、毛髪、爪など、カラダを構成するものを作る材料となります。また、ホルモン、消化や吸収に関わる酵素、免疫物質、栄養や酸素の運搬を行うヘモグロビンといった血液成分など、カラダを調節する機能にも深く関与しているのです。

三大栄養素の黄金比を意識しよう

食事の栄養バランスを考慮すると、筋肉量をふやして健康的なカラダ作りをするのに役立ちます。そこで意識したいのが、ＰＦＣバランスです。

ＰＦＣバランスとは、私たちのカラダを動かすエネルギー源となる三大栄養素である、たんぱく質（Protein）、脂質（Fat）、炭水化物（Carbohydrate）の理想的な摂取比率のことをいいます。３つの栄養素のそれぞれの頭文字をとってＰＦＣバランスと称されます。

厚生労働省の２０２０年版「日本人の食事摂取基準」によると、65歳以上の場合、たんぱく質15～20％、脂質20～30％、炭水化物50～65％が目標量とされています。

①たんぱく質（Ｐ）：15～20％

たんぱく質は、筋肉や体の組織の修復、ホルモンや酵素の生成に必要です。健康のためには動物性たんぱく質と植物性たんぱく質をバランスよく摂取するようにしましょう。

②脂質（F）：20～30％

脂質は、エネルギー源として重要であり、細胞膜やホルモンの生成にも必要です。1日の総エネルギー量の20～30％を脂質から摂取するのが理想的です。また、脂質の質が重要で、不飽和脂肪酸（オリーブオイル、ナッツ類、魚介類など）を中心に摂取し、飽和脂肪酸やトランス脂肪酸は控えめにしましょう。

③炭水化物（C）：50～65％

炭水化物はエネルギーの主要な供給源です。1日の総エネルギー量の50～65％を炭水化物から摂取することが推奨されます。とくに、全粒穀物や根菜、豆類などの複合炭水化物を優先的に摂取し、砂糖などの糖質は控えましょう。また、血糖値の急上昇を防ぐため、食物繊維を多く含む食品を選ぶのもおすすめです。

朝食、昼食、夕食のPFCバランスを均等に保つよう心がけることで、生活活動のエネルギーが持続でき、体調が整いやすくなります。

シニアのたんぱく質不足が病気を招く

食事から摂取したたんぱく質は、胃や腸で20種類のアミノ酸に分解されてから体内に吸収されます。吸収されたアミノ酸は血液によって全身の細胞に運ばれ、そこでアミノ酸同士が再びつながり、カラダに必要なたんぱく質に再合成されます。そうして再合成されたたんぱく質は、カラダを動かすエネルギー源や、筋肉や骨を作る材料、カラダの機能維持や調節のために必要な成分などに使われます。

筋肉は、水分を除くと約80%がたんぱく質でできており、十分に摂取することで加齢による急激な筋力低下を防いでくれます。また、たんぱく質を摂取して筋肉量がふえると、基礎代謝が上がります。基礎代謝が高いと、エネルギー消費量がふえて脂肪の燃焼を助け、肥満予防につながるほか、免疫力も向上して病気にかかりにくい丈夫なカラダが手に入ります。

血液の中で酸素や栄養素の運搬を担っている「ヘモグロビン」や、血液の流れにのって脂質をカラダの各臓器に運んでいる「リポタンパク」も、たんぱく質が材料です。栄養素がカラダの隅々まで行きわたるのは、たんぱく質のおかげといえるでしょう。

さらに、「ケラチン」「コラーゲン」「エラスチン」といった皮膚や髪、爪などの主成分もたんぱく質からできています。たんぱく質が十分に足りていれば、シミやシワができにくく若々しい肌が保たれ、抜け毛や白髪が予防できるなど、美容面でもうれしい効果がたくさんあります。

このほか、たんぱく質は「セロトニン」や「ドーパミン」など、ストレスに関与する神経伝達物質の材料としても使われ、精神安定効果をもたらし、集中力を高めて何事にも意欲的に取り組めるようにしてくれるほか、良質な睡眠へと導いてくれる効果も期待できます。

このように、**たんぱく質は、若々しさを保ち、健康を維持するために、ひじょうに大きな役割を担っています。たんぱく質が不足した状態が長く続くと、心身ともに老化が加速し、健康寿命を縮める大きな要因となってしまうのです。**

たんぱく質は毎食コンスタントにとるのがコツ

カラダを維持するために欠かせない重要な栄養素であるたんぱく質ですが、昨今のダイエットブームや粗食・健康志向からか、**日本人のたんぱく質摂取量は大幅な減少傾向にあります。戦後の食糧難が改善したばかりの1950年代と同レベルにまで落ち込んでおり、深刻な状況といえます。**

たんぱく質の摂取推奨量は、性別や年齢、筋肉量や活動量、腎臓病などたんぱく質の摂取制限がある疾患の有無などによっても異なりますが、厚生労働省の「日本人の食事摂取基準」2020年版によると、1日あたり18～64歳の男性で65g、65歳以上の男性で60g、18歳以上の女性で50gとされています。実際の平均摂取量は推奨量をほぼすべての年齢でなんとか満たしているものの、研究者の間では「推奨量はあくまでも欠乏によって病気にならない最低限の目安量」であるというのが定説で、より良好な栄養状態を維持するためには、それ以上の摂取量が必要です。とくに**65歳以上のシニアは、体重1kgあたり1日1g以上を摂取することが推奨されています。**

また、たんぱく質は、常にカラダの中で吸収と分解をくり返しており、一度にたくさん摂取しても体内にためておくことができないため、**1日に必要な量を、朝・昼・夕の食事で1／3量ずつ分けてとるのが理想的です。したがって、体重60kgの人なら、1日60g以上、1食あたり20g以上のたんぱく質を目標とするといいでしょう。**

とくに重要なのが、朝のたんぱく質です。寝ている間は、前日の夜にたんぱく質を摂取してから次の朝食まではおよそ12時間近く空くことになり、朝はたんぱく質が枯渇した状態です。にもかかわらず、食欲がない、時間がないなどの理由で朝食を抜いたり、たんぱく質不足の食事をしたりすると、カラダは食事から得られないたんぱく質を補うために、筋肉を分解して生命活動の維持に必要なたんぱく質に作り替えてしまうのです。夕食では十分にたんぱく質がとれていても、朝・昼が極端に少なくならないような工夫が必要です。

体内のたんぱく質量を維持し、一定に保つためにも、毎食コンスタントに摂取するようにしましょう。

動物性たんぱく質を積極的にとり、低栄養を防ぐ

たんぱく質は、おもに肉類、魚介類、卵類、大豆製品、乳製品などに多く含まれ、それぞれに含まれるたんぱく質の「量」や「質」は食品によって異なります。この「量」と「質」のバランスを数値化した指標が「アミノ酸スコア」です。たんぱく質は体内で20種類のアミノ酸に分解されますが、そのうちひとつでも欠けるとカラダの機能に支障が出るおそれがあるといわれています。このうち11種類のアミノ酸は体内で再合成できますが、**残りの9種類は体内で作ることができないもの（＝必須アミノ酸）であるため、必ず食品から摂取する必要があります。**アミノ酸スコアは、この必須アミノ酸をバランスよく含んでいるかどうかと、たんぱく質の量を数値化したもので、アミノ酸スコアが高いほど良質なたんぱく質であるといえます。

たんぱく質は、肉や魚といった動物由来の「動物性たんぱく質」と、大豆といった

植物由来の「植物性たんぱく質」に分けられますが、**アミノ酸スコアが高い食品として、肉や魚などの動物性たんぱく質が挙げられます。**

たとえば、豚肉にはたんぱく質のほかにエネルギー代謝を促し、疲労回復効果のあるビタミンB群が豊富です。牛肉には鉄や細胞の再生を促す亜鉛、ビタミンB群が多く含まれ、鶏肉は脂肪酸のバランスにすぐれ、疲労回復に役立つイミダペプチドというアミノ酸が含まれています。また、レバーにはたんぱく質のほか、血液の材料となる鉄や葉酸、目や皮膚の粘膜を健康に保つビタミンAなどが含まれ、老化を防ぐ効果が期待できます。一方、イワシやサバ、アジなどの青魚には脳を活性化させて血液をサラサラに保つ、DHAやEPAといった不飽和脂肪酸が豊富です。たんぱく質とともに鉄が豊富なのが、マグロやカツオなどの赤身の魚。サケは分類上は白身魚で、アスタキサンチンという抗酸化物質や代謝を促すビタミンB群が豊富です。

食事は毎日のことですから、扱いがラクなこともポイント。手軽にとれるたんぱく質源として、加工食品を利用するのもいいでしょう。サバ缶やツナ缶、イワシ缶などのほか、ちくわやさつま揚げ、かにかま、はんぺんなど、便利な練り製品を取り入れるのも、ひとつの方法です。

植物性たんぱく質もバランスよくとると死亡リスクが低減

国立がん研究センターが発表した、食事と死亡リスクについての大規模な調査があります。

「多目的コホート（年齢や居住地などの一定条件を満たす特定の集団）に基づくがん予防など健康の維持・増進に役立つエビデンスの構築に関する研究」というもので、約7万人の中年〜高齢の男女を研究対象に、20年以上にわたり、追跡調査が行われました。

これによると、**植物性たんぱく質を摂取する割合が高い人ほど、心疾患や脳血管障害、循環器疾患、がんによる死亡リスクが低いことがわかったのです。**

また、植物性たんぱく質は、血圧・体重・血中脂質・インスリン抵抗性などによい効果を及ぼすことが、多くの研究から報告されています。

植物性たんぱく質が豊富でアミノ酸スコアが高いのが、豆腐や納豆、油揚げ、厚揚げ、きな粉などの大豆製品です。

豆腐には、ビタミンEやビタミンB群をはじめ、カルシウムなどのミネラルがバランスよく含まれています。エネルギー量や脂質も控えめですから、ヘルシーで、生活習慣病予防に役立ちます。さらに、抗酸化作用のあるサポニンが含まれ、味も淡白で生でも食べられ、ふだんの食事に手軽に取り入れられます。納豆は、加熱してやわらかくしてあるので、消化・吸収機能が衰えたシニアでも安心して食べられます。

納豆に含まれる納豆菌は、生きたまま腸に届き、悪玉菌を抑えて善玉菌をふやしてくれます。特筆すべきは、納豆に含まれるビタミンKです。これは、血液凝固や骨の形成に関与するビタミンで、加齢とともに吸収量が低下する傾向にあるため、意識してとりたい栄養素です。

そのほか、保存の利く高野豆腐（こうやどうふ）や豆腐の原料である豆乳を活用すると、手軽に植物性たんぱく質が摂取できておすすめです。

プロテインのサプリメントは補助的に活用

たんぱく質を手軽にチャージできるのが、「プロテイン」のサプリメント。一般的には、たんぱく質を主成分とする粉末状の栄養補助食品のことを指します。液体のタイプと、粉末状のものを水や牛乳などに溶かすタイプが出回っています。以前は、**筋トレ愛好者が筋肉をふやしたり修復したりするためのものと捉えられていましたが、昨今では、一般の人や高齢者のたんぱく質不足を補うため、使用されています。**

これまで述べてきたように、基本的には、たんぱく質はふだんの食事で食品から摂取するのが理想的です。しかし、加齢によって胃腸の働きが弱くなり、食の細くなって低栄養に陥っている人に対して「もっとたんぱく質食品を食べましょう」といっても実行するのは難しいものです。そこで、ドリンクタイプのプロテインなら、飲みもの代わりや食間のおやつとして手軽に取り入れられます。ふだんのバランスのよい食事を基本に、補助的に活用するのがよいでしょう。

プロテインは、おもに牛乳を材料とする動物性のホエイ、大豆を原料とする植物性のソイとがあり、**健康増進目的やシニアの方には、私はソイプロテインをおすすめしています。**というのも、**ソイプロテインはホエイプロテインにくらべて糖質や脂質が少なく、おなかに長くとどまり、ゆっくりと吸収されるので、太りにくいというメリットがあるからです。**また、**イソフラボンや食物繊維などを豊富に含んでおり、効率よく必要な栄養素が摂取できます。**なお、ホエイプロテインには乳糖が含まれますから、乳糖不耐症（牛乳などに含まれる乳糖を消化吸収できず、下痢などを引き起こす病気）の人は、ソイプロテインを活用するといいでしょう。

プロテインを選ぶ際は、人工甘味料や添加物には注意しましょう。糖質を多く含み、味が調えられているものは、カロリーオーバーになりがちですし、添加物の多くは、腸内環境を乱す原因となる可能性があります。なるべく人工甘味料や添加物が含まれず、必要な栄養素はしっかりと含まれている、それでいて味がいいプロテインを選ぶことが肝要です。ただし、何らかの疾患があって薬を処方されている場合、飲み合わせには注意が必要です。事前に主治医に相談すると安心です。

ビタミンDはサプリメントで確実にチャージ

ビタミンDは、カルシウムの吸収・促進を促し、血中のカルシウムを調節するという重要な役割を担っており、健康な骨を維持するキーマンともいえる栄養素です。骨を丈夫にする栄養素というと真っ先にカルシウムを思い浮かべる人も多いかと思いますが、カルシウムは単体で取り入れても体内に吸収されにくいため、ビタミンDが必要不可欠。不足すると、骨粗鬆症などにつながるおそれもあります。

また、**ビタミンDには筋肉の萎縮を抑制する働きがあり、サルコペニア（筋肉の衰え）の予防にも有効であることがわかっています。**さらに、免疫機能を調節する働きもあり、カゼやインフルエンザ、肺炎といった感染症の予防にも効果が期待されています。そのほか、ビタミンDを十分に摂取することで、アルツハイマー型認知症の予防に役立つ可能性があるという研究も発表されています。

このように、あらゆる面で私たちの健康を守ってくれているビタミンDですが、日本人は全年齢を通して摂取量が足りていません。2019年4月~2020年3月に東京都内で健康診断を受けた5518人を対象とする調査によると、**98%もの人が、ビタミンDが不足しているという調査結果も報告されています。**

ビタミンDは食事からはもちろん、日光を浴びることによって体内で生成することもできます。厚生労働省によるビタミンDの摂取目安量は、成人の場合、男女ともに1日8・5㎍ですが、これは適度に日光に当たり、体内でビタミンDが作られることを考慮した数値です。常に日焼け止めを塗るなど徹底的に紫外線対策をしている人や、家から出る機会のほとんどない人は、これより多くとる必要があるでしょう。

ビタミンDは野菜や穀物、豆、いも類にはほとんど含まれておらず、魚類に多く含まれ、微量ですがきのこ類からもとることができます。毎日欠かさず魚介類を食べることは現実的ではありませんから、ビタミンDこそ、サプリメントからコンスタントに摂取するのもひとつの方法です。

適度な日光浴や食事、サプリメントなどを組み合わせ、ビタミンDを上手にチャージしましょう。

腸内環境をよくすることが長寿の秘訣

腸は消化器官としての役割だけでなく、免疫力のアップや老化予防、肥満防止、睡眠の質の向上など、全身の健康と深く関わっており、腸内環境を整えることが、ひいては健康長寿を叶える重要なファクターとなっています。

私たちの腸の中には、約1000種類、100兆個にも及ぶ腸内細菌が菌種ごとにまとまって生息しており、顕微鏡で拡大するとお花畑のように見えることから「腸内フローラ」と呼ばれています。腸内フローラはおもに、おなかの調子を整えてくれる「善玉菌」と、ふえすぎるとカラダに悪影響を及ぼす「悪玉菌」、善玉菌と悪玉菌のどちらか優勢なほうに味方をする性質を持つ「日和見菌（ひよりみ）」の3つが存在し、腸の中で常に縄張り争いをくり広げています。腸内フローラのバランスは、およそ善玉菌2：悪玉菌1：日和見菌7が理想とされていますが、食生活の乱れなどによって悪玉菌がふえると、腸内にアンモニアやフェノール、インドールといった腐敗産物がふえ、便秘の原因になります。さらに悪い状態が続くと、肌荒れや肩こり、慢性疲労、肥満など、全身のあらゆる不調につながります。ジャンクフードや菓子などを好んで頻繁に食べる人や、野菜不足の人、運動習慣がない人、睡眠時間が少ない人などは、腸内環境が乱れやすいので注意が必要です。

腸内環境を改善するアプローチ法として、近年注目を集めているのが「シンバイオティクス」です。**シンバイオティクスとは、従来の「プロバイオティクス」（善玉菌などの人体に有益な微生物群）を食べて腸内環境を整えようとする方法と、「プレバイオティクス」（善玉菌のエサとなる物質や、それらを含む食品）を食べることで、腸内で善玉菌を増殖させようという考え方を融合させた新しいアプローチ法です。**

代表的な「プロバイオティクス食材」は、納豆や麹（こうじ）、ヨーグルト、味噌、糠（ぬか）漬けなどの発酵食品です。一方、「プレバイオティクス食材」は、キャベツなどに含まれるオリゴ糖や、いも類や果物、海藻やきのこなどに多く含まれる食物繊維です。「納豆ごはんに海藻やきのこの入った味噌汁」などといった組み合わせは、まさに腸内環境を整えるのに最適。日常的に意識して取り入れるといいでしょう。

座りっぱなしの生活が、寿命を縮める！

人間の筋肉量は、約70％が下半身に集中しており、座りっぱなしだと、太ももやふくらはぎなどの筋肉が、長時間動かない状態になり、血流が悪化して高血圧を招いたり、糖代謝を悪化させたりする原因となります。

日本人が1日のうち座位で過ごす時間について、厚生労働省の調査があります。これによると、10時間以上を座位で過ごす割合が、男性で26％、女性で20％という結果が得られたのです。このように、**日本人が1日を座って過ごす時間は、世界20カ国中で最も長く、こうした習慣が高血圧や肥満、糖尿病を招き、死亡リスクを高めているといえるのです。**

座位で過ごす時間が長いほど、死亡リスクが高まるということを示した京都府立医科大学の大規模な調査があります。日本人の男女6万人以上を対象に、平均7・7年追跡調査したデータを用いて「座位の時間の長さ」と「全死亡（すべての死因を含む）」の関係について、生活習慣病（高血圧、脂質異常症、糖尿病）の有無に分けて調べました。その結果、次の3つが明らかになりました。

①日中、座位で過ごす時間が長いほど死亡リスクが高まる。

②高血圧、脂質異常症、糖尿病に多く該当するほど死亡リスクが高くなるが、それらの有無にかかわらず、日中の座位の時間が長くなるほど死亡リスクが高まる。

③余暇の身体活動量をふやしても、日中、座位で過ごす時間の長さと死亡リスクの関連を抑制することはできない。

この研究では、日中の座位で過ごす時間を、「5時間未満」「5〜7時間」「7〜9時間」「9時間以上」の4つのグループに分けて解析を行っています。その結果、座位の時間が2時間増すごとに、死亡リスクが15％も増加したというのです。また、生活習慣病のいずれかひとつ、または複数抱えていると、座位の時間が2時間ふえるごとに増加する死亡リスクはさらに上がり、脂質異常症のある人は18％、高血圧の人は20％、糖尿病の人は27％死亡リスクが増加したのです。

座りっぱなしを避け、1時間ごとに歩いたり動いたりすることを心がけましょう。

重篤な病気のサインを見逃さない

多くの人にとって、将来寝たきりになる可能性について、自分事として捉えることは難しいものです。危機感を持たないまま、気がついたら手遅れになっていたという状況を避けるためにも、**「毎年健康診断を受ける」、「自治体から案内が届くがん検診や骨粗鬆症検診などは必ず受ける」といったように、定期的に客観的なデータで自分のカラダと向き合い、現状を把握しておくことが大切です。**

また、医療の現場では、レッドフラッグという「見逃してはいけない疾患を示唆する徴候や症状」を意味する言葉があります。いわば**健康状態の赤信号のサインであるレッドフラッグの兆候があれば、重篤な病気が隠れている可能性がありますから、「大丈夫だろう」と自己判断せず、早期に病院を受診することが大切です。**以下のような症状がある場合は、決して放置をせずに、病院を受診して精密検査を受け、病気の早期発見に努めましょう。

①体重減少：急激な体重減少が見られる場合、栄養不良や消化吸収障害、内科的な疾患（がん、慢性疾患など）を疑う必要があります。食欲不振や消化機能の低下も原因となるため、定期的な体重測定や栄養管理が重要です。

②転倒しやすい：筋力やバランス感覚の低下が原因であることが多く、転倒は骨折や頭部外傷のリスクを高めます。とくに、大腿骨骨折などは回復が難しくなることが多いため、予防が大切です。

③持続する痛み：痛みは、関節炎や腰痛、神経痛など、慢性的な疾患に関連することが多いのですが、我慢できない胸痛や背部痛は、内臓疾患や心血管系の問題である可能性もあります。痛みを軽視せず、適切な診断と治療を受けましょう。

④手足のしびれやマヒ：脳卒中や神経障害などの深刻な疾患の兆候であることがあります。とくに、片側の手足や顔に現れる場合は、早急な医療処置が必要です。

⑤発熱：感染症や炎症性疾患のサインであることが多く、免疫機能が低下していると軽度の感染でも重篤化しやすいです。とくに、肺炎や尿路感染症など、早期発見が重要な疾患と考えられます。

年齢を言い訳にしない生き方

何か新しいことをはじめたいと思ったとき、ついつい年齢を理由にして諦めてしまうことがあります。確かに歳をとると、気力や体力が衰え、新しいことにチャレンジするのを躊躇（ちゅうちょ）してしまいがちです。しかし、年齢のせいにして諦めてばかりいると、老化を加速させてしまうかもしれません。

「ネイチャーエイジング」という老化をテーマにしたオンラインジャーナルで、70代で若々しい人と、反対に老化が著しい人とでは、どのような違いがあるかを比較した研究があります。それによると、**「好奇心が旺盛でポジティブであり、見た目も若々しく、社会的なつながりがあって、運動習慣のある人が長生きする」とされています。**

また、近年、抗加齢医学や老化医学において注目されているキーワードで、ＰｏＡ（Pace of Aging）というものがあります。ＰｏＡとは人の老化スピードのことで、世界中でＰｏＡに関するさまざまな研究が行われています。

なかでも興味深いのが、**人の老化は時間とともに一様に進むのではなく、人によってスピードは異なるというものです。**ニュージーランド・ダニーデン市で行われた、１９７２〜７３年生まれの約１０００人を26歳から45歳までの間追跡した研究（ダニーデン研究）によると、老化が遅い人は1年で０・４年分しか加齢しないのに対し、早い人は２・44年分も歳をとるという報告がなされました。

また、南デンマーク大学のクリステンセン教授らのグループによる70歳以上の９１３組の双子を対象にした調査では、遺伝子が同じであっても外見の印象は異なり、老けた印象がある人のほうが死亡するリスクも高いという研究結果が報告されています。

このことから、**同じ遺伝子を持っていても、生活環境や食生活などの違いによって、老化スピードは異なり、死亡リスクも異なるということが明らかになりました。**

以上のように、**いつまでも若々しく健康でいられるかは、自分次第といえます。**

10年後、20年後も、元気に自分の足で歩けるカラダを目指して、できることから健康への投資をはじめましょう。

COLUMN

整形外科専門医の症例報告

長年の腰痛が「これだけ体操」で3カ月で改善

私のクリニックを受診する患者さんの生活習慣や経過はさまざまです。薬や注射でよくなっても、その後のケアやメンテナンス、トレーニングをしなければ、症状が再発することが少なくありません。そこで、治療と並行して「これだけ体操」を指導したところ、症状が明らかに改善した患者さんの症例を紹介します。

CASE

ひざ痛と股関節痛で歩きづらく転びやすい症状が改善

（73歳・女性）

ひざや股関節に痛みがあり、歩くと痛みが増悪することを訴えて当院を受診。下半身のバランスが悪く、日常的につまずいたり、転んだりしやすいことにも悩んでいました。診察すると、股関節の可動域が狭く、下肢の筋力低下も顕著、レントゲン検査でも関節の変形が認められました。「これだけ体操」と「機能改善セルフケア・ひざ」（→P.76）を組み合わせたところ、次第に足腰のバランスが整っていきました。筋力がついたのか、3カ月ほどで痛みも消失。諦めていたヒールの靴も、短時間の歩行なら好きなときにはけるようになり、外出にも意欲的になったとのことでした。

おわりに

「ヘルスリテラリシー」を身につけて健康寿命をのばす！

みなさんは「ヘルスリテラリシー」という言葉を聞いたことがありますか？　これは、健康や医療に関する正しい情報を見極め、理解して活用する能力のことです。昨今、さまざまな情報が飛び交う現代社会において、ヘルスリテラリシーの重要性は国際的に大きな注目を集めています。しかし残念なことに、日本人は先進国の中でもっともヘルスリテラリシーが低いという調査結果が報告されています。

テレビでは連日のようにさまざまな健康番組が放送され、毎年たくさんの健康本が発売されています。こうしたことからも、多くの人が健康に対して関心を持っていることは確かです。

一方、「知るだけで満足して実践しない」、あるいは「流行の健康法に飛びつき試してみたものの、なかなか効果が出ないのでやめてしまった」、という人がとても多いように思います。また、巷には「〇〇を食べるだけで健康になる」といった類の情報も飛び交っていますが、何かひとつを試しただけで、万人が健康になる魔法のような方法はあり得ません。いっときの流行や知人がおすすめしているといったあいまいな情報にとらわれず、しっかりとしたエビデンスに基づいた正しい健康法をコツコツと継続することこそが、健康なカラダを手に入れるためには重要だといえるでしょう。

ヘルスリテラシーを高めるためには、何か情報を得たときに、まずは「この情報の根拠はなんだろう？」と疑問を持つことが大切です。そして疑問をそのままにせず、インターネットや本などで根拠を調べることを習慣にするとよいでしょう。**信頼できる情報元をあらかじめ集めておき、そこから情報を得るのもひとつの方法です。**健康に関する情報や統計などは、厚生労働省が提供している「e-ヘルスネット」というサイトでも気軽に見ることができます。

本書で紹介した「これだけ体操」をはじめとした運動は、いずれもしっかりとエビデンスのあるものだけを選びました。安心してチャレンジしてください。**簡単で地味な動きだからこそ、正しいフォームで行わなければ効果は半減してしまいます。**それぞれの運動は動画でも見られるようになっていますから、動画で動きを確認しながら行うと、さらに高い効果が得られるでしょう。

健康投資で一生介護されない人になる

　医学の進歩により、戦後1955年ごろから日本の平均寿命は右肩上がりにのび続けてきました。今後ますます寿命はのびると予想され、人生100年時代ももう間もなく訪れることでしょう。一方で、健康寿命はどうでしょうか。私は、今のままでは健康寿命は停滞し、ますます平均寿命と健康寿命の差は広がっていくのではないかと懸念しています。そうならないためにも、**各人がもっと健康への意識を高め、惜しみなく「投資」をしてほしいと考えています。**

　投資といっても、経済的な投資だけではありません。「定期的な運動習慣を持つ」「十分な睡眠時間を確保する」といった時間の投資も、健康への投資のひとつといえるでしょう。私がぜひ実践してほしいと思っている健康投資は次のとおりです。**①骨粗鬆症をはじめとした自治体から案内が届く検診は必ず受ける、②定期的に健康診断や人間ドックを受ける、③不調を感じて病院を受診する際は、信頼のできる専門医を選ぶ、④たんぱく質が十分とれるバランスのよい食事をする、⑤定期的な運動習慣を持つ、⑥家族や友人と笑顔で楽しく毎日を過ごす、の6つです。**

これらはすべて、健康寿命をのばすために必要な、だれでも無理なくできる健康投資の一例です。忙しい現代人は、時間に追われて健康を軽視してしまいがちです。とくに若いうちは、健康でない自分をなかなかイメージできないため、健康のためにお金や時間を投資しようとはあまり思わないものです。しかし、将来寝たきりになる可能性は、決して他人事ではなく、だれにでも起こり得ること。

「大切な車を整備して快適に乗り続ける」あるいは「毎日使う包丁をていねいに研いでよい切れ味をキープする」のと同じように、私たちのカラダもセルフケアでいたわりましょう。**定期的にメンテナンスさえしておけば、健康寿命も今よりもっとのばすことができるはずです。**人生100年時代を楽しむためにも、今できることから一歩を踏み出し、一生健康なカラダと心を手に入れましょう。

著者

装丁　PLUG-IN GRAPHIC
本文デザイン・DTP　エムアンドケイ
イラスト　湯沢知子
撮影・動画撮影　岡田ナツ子（スタジオマグ）
モデル　宗田 淑（オスカープロモーション）
ヘアメイク　中村未来（オン・ザ・ストマック）
運動共同監修　澤渡知宏（有栖川整形外科）
編集協力　上野真依
校正　麦秋アートセンター
編集　三宅礼子

著者
陣 彦善（じん・ひこよし）

有栖川整形外科院長。整形外科専門医。スポーツ専門医。

福岡大学医学部卒業。東京女子医科大学病院整形外科、同大学附属青山病院（当時）自然医療科非常勤講師を経て2010年より現職。腰痛、肩こり、ひざ痛などの整形外科疾患における保存療法と予防医学の研究・実践に取り組むスポーツマン医師。

統合医療をコンセプトに、先端医療と運動療法を取り入れたオーダーメイド治療で、多くのマスコミに紹介され、著名人や財界人からも幅広く支持されている。

2024年に「DOCTORMADE®」創設。予防医学の情報発信とともにプロテインや靴下の開発などを行っている。

DOCTORMADE®

整形外科専門医が教える
100年歩けるカラダの作り方

発行日　2024年11月10日　初版第１刷発行

著　者　陣 彦善
発行者　岸 達朗
発　行　株式会社世界文化社
〒102-8187
東京都千代田区九段北
4-2-29
電話03-3262-5118（編集部）
電話03-3262-5115（販売部）
印刷・製本　株式会社リーブルテック

ISBN978-4-418-24420-1

本の内容に関するお問い合わせは、下記の問い合わせフォームにお寄せください。
https://x.gd/ydsUz